大是文化

一分鐘降血壓操

日本藥學預防專家實證！躺、趴、坐，
10天提升血管彈性，收縮壓降50！

1日1分で血圧は下がる！薬も減塩もいらない！

日本藥學預防專家
加藤雅俊——著
劉錦秀——譯

CONTENTS

第4章 錯誤的血壓知識，都在倒地後才知道

第5章 飲食、睡眠、按摩，清血效果加倍 149

推薦序一

對抗高血壓，從一分鐘降血壓操做起

中醫博士／陳懿琳（葉蔻Echo）

高血壓是國人很普遍的疾病，也是心血管疾病、腦中風、糖尿病、腎臟病等重大慢性病的共同危險因子，亦為臺灣十大死因的前三名。其中，有九成以上的高血壓屬於原發性高血壓，其病因仍尚未明確，但與遺傳及生活型態有很大的關係；家族遺傳、鹽分攝取過量、肥胖、缺乏運動、壓力過大或長期吸菸喝酒的人，皆屬於高風險族群。

現代醫學治療高血壓的藥物種類繁多，須仰賴醫師臨床經驗與病人配合。不過，在防治高血壓方面，自然降血壓的方式也很多，例如適度運動、控制體重、多吃蔬果、少鹽、節制菸酒、擁抱另一半、養寵物等，這些改變生活習性的方式，都是醫生叮嚀患者要注意的。但是，在臨床上，我還是經常聽到病患回答：「醫生，這些我都知道，唉！人在江湖，身不由己呀！」我只能說：「想要擁有健康仍是要靠自己，你的健康，自己掌握！」

儘管疾病的預防並不容易，《一分鐘降血壓操》卻是一本淺顯易懂的健康書。作者將深奧的醫學知識轉化成容易理解的常識，並與臨床實證結合，讓讀者了解身體的生理機制，以及過度依賴藥物會造成副作用，反而讓身體處於不健康的狀態，這正是現代健康養生學所提倡的。

《一分鐘降血壓操》是運用一九九八年由三位諾貝爾生理醫學獎得主所發現的「一氧化氮」（NO，Nitric oxide，會隨年紀增長而逐漸流失，因而引起動脈硬化、血壓升高、心臟疾病、慢性發炎、中風等疾病）理論，專為血管量身打造的伸展操——**只要透過簡單的伸展操，增加一氧化**

氮的分泌，就可以讓血管軟化。也可以透過另一類的療法，伸展操、運動、食療、芳香療法、穴位按摩等，從而達到成功降血壓的效果。

在中醫雖然沒有高血壓這一病名，但文獻中對其病因、發病機理、症狀和防治方法早有記載，如《內經》記載：「諸風掉眩，皆屬於肝。」、「腎虛則頭重高搖，髓海不足，則腦轉耳鳴。」認為**高血壓的眩暈與肝腎有關**。《千金方》亦指出：「肝厥頭痛，肝火厥逆，上亢頭腦也。」、「其痛必至巔頂，以肝之脈與督脈會於巔故也……肝厥頭痛必多眩暈。」說明**頭痛、眩暈是肝火厥逆所致**。《丹溪心法》則云：「無痰不眩，無火不暈。」代表痰與火是引起高血壓的另一種原因，這些都說明了中醫學對高血壓早有認識。

根據中醫理論來分析原發性高血壓，認為病有虛有實，肝腎陰虛、氣血不足為病之本，風、火、痰、瘀為病之標；無論是針灸或是內服用藥，皆以辨證論治來對症治療。

當然，「一針、二灸、三用藥」，雖是古人治療的順序，但中醫經絡學穴位的運用，以**針刺治療**原發性高血壓，對改善症狀仍有一定療效，就如同本書作者所提到的，**穴位按摩能改善心理性高血壓**。

現代人生活忙碌又充滿了挑戰性，在這樣倍感壓力的環境下，生理、心理的健康是現代人最大的願望。然而，想擁有健康，仍須靠自己的力量，**保養好血管，才能避免高血壓找上身，杜絕重大慢性疾病的根源**。因此，一分鐘的降血壓操可以讓我們更健康，這也是我樂意認同的。

隨著現代預防醫學的提升，本書作者加藤雅俊，是從事醫業的藥劑師及藥學預防專家，累積個人多年的專業知識研發出這套伸展操，我衷心推薦《一分鐘降血壓操》，將此健康操的概念分享給注重養生的朋友，讓所有讀者能擁有健康人生。

推薦序二
靠自己的力量，成功降血壓

減重專家／**李姿儀營養師**

根據臺灣衛生福利部的資料顯示，**高血壓的成因是多面向的**，包括環境因素、體重過重、攝取過多鹽分與菸酒、缺乏適量運動等。

在二〇一五至二〇一八年國民營養健康狀況變遷調查結果，平均每四人就有一人罹患高血壓，且盛行率是隨年齡增加而上升。

另外，依二〇一八年健康促進業務推動現況與成果調查結果，十八歲以上民眾對血壓值認知錯誤率達三五％，其中以十八至二十九歲年齡群的錯誤率（四〇・二％）與不知道（一七・七％）所占的比率最高，且有

三四．二％一年內未量血壓，顯示**年輕族群對血壓值的正確認知及定期量血壓的習慣仍需加強**。

因此，國民健康署一再提醒民眾，尤其是年輕族群若有高血壓家族史，又屬肥胖體型者，一定要多加善用生活周邊的血壓站，養成定期測量血壓的習慣，更要從年輕時開始培養健康的生活型態，例如：採行低油、糖、鹽及高纖飲食，拒菸酒、適度運動，才是做好血壓管理的重要關鍵。

而我在臨床經驗中也認為，高血壓治療除了藥物之外，仍要積極保有健康的生活型態。

例如，飲食方面，建議以「得舒飲食」（按：美國國家心肺與血液研究所研發、控制高血壓的飲食型態）來防治高血壓。得舒飲食是一種使用大量的蔬菜水果、適量的全穀、低脂乳製品與堅果、少量的瘦肉，兼具高鉀、高鈣、高鎂、高纖之多樣化飲食。

蛋白質來源以家禽及魚類為較優質的選擇，同時也要保持良好的脂肪酸比例；食用油以植物油為主，並減少攝取飽和脂肪酸較多的肥肉和豬肉製品，才能解決高血壓所引發的健康危害。

那麼，在運動方面該從何做起？《一分鐘降血壓操》這本書提出，**血壓輕鬆降的重要關鍵在於軟化血管**。透過簡單的伸展運動、利用肌肉的一收一放，先收縮肌肉，再放鬆，就能刺激體內內皮細胞（按：指襯於心、血管和淋巴管內表面的單層扁平上皮）大量分泌一氧化氮，讓你的血流更暢通。書中共提供兩種伸展操（超人式、椅背式），躺著、坐著，隨時都能做，很適合忙碌上班族以及肌力不足的高齡者。

同時，作者加藤雅俊也分享許多控制血壓的飲食方法，除了**正確飲食**，也**強調應攝取優質蛋白質**，飯後一杯醋，或是任何食物都加一點檸檬水等。

作者還認為只要「躺著」，血壓就會降，喝杯水就能促進血液循環；藉由洗熱水澡，芳香療法、穴道按摩降血壓，效果都比吃藥更有效。

各位讀者若有高血壓的問題，不妨參考一分鐘降血壓操，作者在處理高血壓上有其獨到見解與豐富經驗。在正確飲食與運動雙管齊下，相信各位也能不靠藥物、靠自己的力量就能成功降血壓。

前言
軟化血管，血壓就能輕鬆降！

首先，我要謝謝各位讀者閱讀這本書。我想，大家會對這本書感興趣，多半是因為本身就有高血壓的煩惱。再加上大部分的人也都認為，服用藥物或減鹽飲食（亦即低鈉飲食）是降血壓的唯一方法，從來沒有想過，透過簡單伸展操也有效。

其實，**只要透過簡單的伸展操，大多數的人都可以把血壓降下來**。而且，這項神奇體操除了能讓血管回春之外，在其他方面也都有令人驚豔的效果。於本書，我將首度公開相關動作及說明。

我在前作《免吃藥！五分鐘降血壓健康操》，介紹了伸展操、按壓穴道兩種降血壓的方法，獲得了極大的迴響。在此，我再次簡單說明一下。透過伸展操，確實**鍛鍊深層肌肉**，可促進血液循環；按壓穴道，則可調整自律神經的平衡，讓血壓回到正常值。因此，上述兩種方法都具有降血壓的效用。

這次要為大家介紹的是，**專為血管量身打造的伸展操——「一分鐘降血壓操」**。最近各大媒體都非常關注的「血管年齡」，原本是指血管會隨著年紀增長而逐漸老化，但由於現代人飲食習慣西化，導致年輕人血管老化速度加快。而我所設計的這套伸展操，就具有讓血管變年輕、降血壓的功效。

這套伸展操為什麼可以降血壓、讓血管變年輕？接下來，我先針對這兩點簡單說明。

一般來說，血壓會變高的主要原因之一，就是血管變硬，也就是血管硬化。但最近有一種可以讓血管軟化、變年輕的物質，已經開始受到各界矚目，就是一九九八年由三位諾貝爾生理醫學獎得主（按：分別為費里得．穆拉德博士〔Dr. Ferid Murad〕、羅伯．佛契哥特〔Robert F. Furchgott〕、路易斯．J．伊格納羅〔Louis J. Ignarro〕）所發現的「一氧化氮」。

因此，我開始思考是否有更簡單的方法，可以增加一氧化氮的分泌量，並且幫助更多高血壓患者，而全心投入於一氧化氮的研究。由於我自己是藥劑師又是營養師，所以將研究成果和多年來累積的專業知識結合以後，在很短的時間內，就編出了這套能**有效刺激一氧化氮分泌的降血壓操**。不論體力有多差、工作有多忙，你都可以輕輕鬆鬆完成這套伸展操，而且效果十分顯著。事實上，我已經邀請各界人士一起來親身驗證，雖然數字上的變化各不相同，但是大家的血壓幾乎都降下來了。因此，有高血壓煩惱的人，請務必試試我所獨創的一分鐘降血壓操。

吃藥沒有終點，卻有一堆人過度依賴藥物

部分高血壓患者可能會擔心：「如果血壓再降不下來，是否就得吃一輩子的藥？」有人可能會覺得很矛盾：「我想停藥，但又不敢這麼做。」在這裡，我要再次強調：**不靠藥物，也可以輕輕鬆鬆降血壓**。

當然，本書亦不能斷言，「你不需要服藥了，所以就停藥吧！」

首先，我希望大家知道，高血壓的危險性也有高低之分。因潛藏疾病而造成血壓升高，就屬於高度危險群；反之，**如果只要改善生活習慣，就可以讓血壓降下來的**，就屬於低度危險群。**大多數人其實都屬於後者**。因此，在介紹一分鐘降血壓操的同時，我也會詳細說明如何區分高血壓的類型、藥品使用上的危險性，以及正確的血壓知識。

日本高血壓患者人數多達四千三百萬（按：至二〇一八年止，日本總人口數約一．二六八億；根據臺灣國健署調查，高血壓盛行率為二五．

二％，四十歲以上更高達三七．五％，約為五百萬人），而且更令人震驚的是，據說日本人一年所吃下的降血壓藥數量，占全世界總生產量的五成。由此可知，有太多原本不需要服用藥物的人，因為過度嚴格的高血壓判定基準，而被迫長期服用降血壓藥（按：反映日本有高血壓處方藥的氾濫問題）。

如果只是加減吃藥、不傷身倒還好，問題是，因為服用這些無謂的藥物，而導致身體不適的人卻不在少數。多年來，我之所以不斷出書，呼籲「不靠藥物降血壓」，就是基於這個原因。

當然，當血壓突然飆高，為了讓血壓立即穩定下來，服用降血壓藥仍是必要的。但是，吃藥充其量只是「對症下藥」。在症狀緩解之後，通常就沒有必要繼續服用，因為一般藥物大都只具有暫時性的效果。然而，降血壓的藥物卻沒有終點，很多患者會因為害怕「如果停藥的話，血壓又會上升」而拚命吃藥。從藥劑師的立場來看，我認為**沒有終點的藥物最可**

怕。因此，我希望有高血壓問題的人，能夠藉由「讓血管軟化」的方法，早日抵達停藥的終點站。

我再重複一次。只要能夠讓血管軟化，絕大多數的人都可以把血壓降下來。反之，如果只靠藥物降血壓，症狀就只是暫時得到緩解，而無法從根本改善疾病。

而本書所介紹的一分鐘降血壓操，不只能消除高血壓，還能幫助你打造好體質，一輩子都不必再擔心高血壓。

第1章

一分鐘降血壓操，比走路、減鹽還有效！

靠運動降血壓，關鍵就在讓血管軟化的「一氧化氮」。此章介紹兩種伸展操，可以快速增加一氧化氮的分泌量。只要每天持續做，即能有效預防高血壓。

1. 躺、趴、坐，讓血管軟化

經諾貝爾科學家認證，讓血管軟化的物質一氧化氮，因為可以透過肌肉的收縮，使內皮細胞舒張，從而增加血管的擴張能力，促進血流。因此，要保持心血管健康，就得增加一氧化氮的分泌量。

最近頗為風行的「握毛巾降血壓法」，就是很好的例子（按：由日本醫學教授久代登志男提出，握毛巾時出力一〇％到三〇％，血壓不會急速上升，是非常安全的降血壓運動）。

但是，我認為如果能夠從手臂、手腕延伸到全身，效果會更好。所以，我設計了一分鐘降血壓操。

這套伸展操分成兩個部分，一是可有效刺激身體正面和背部肌肉的「超人式」；二是坐在椅子上就可使四肢充分延展的「椅背式」。這兩種

一分鐘降血壓操，就是這兩種伸展操！

① 超人式

- 同時有效刺激身體的正面和背部。
- 鍛鍊體幹肌肉並改善體質。
- 躺著就可以做。

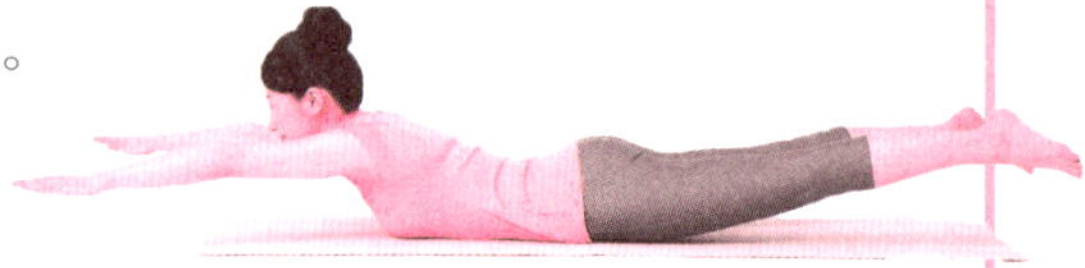

② 椅背式

- 刺激胸部、腹部、背部、大腿。共四個部位的肌肉。
- 因為是刺激有粗血管的肌肉，所以立刻就有效果。
- 坐在椅子上就可以做。

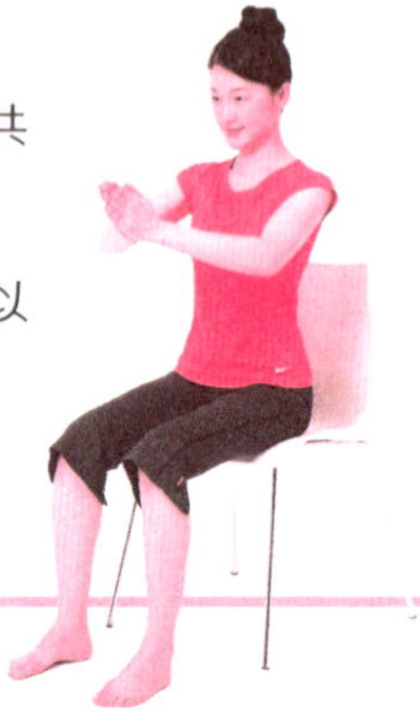

✓請盡量每天做。

✓不限次數。

伸展操都非常簡單，只要持之以恆，就可以讓你的血管變年輕，並且解決高血壓的問題，請各位讀者務必試試看。

這樣運動，比每天走八千步還有效

「一分鐘降血壓操」是藉由肌肉的收縮，有效刺激一氧化氮分泌量的伸展操。肌肉一收縮，血管就會受到擠壓（阻力）。當血流量不足時，該組織的內皮細胞就會向肌肉下達讓血液流通的指令。因此，當血管一擴張，原本受阻塞的血液就會變得流暢，因而使內皮細胞受到刺激，產生更多的一氧化氮。

因此，如果能夠透過運動改善血液循環，就可以增加體內一氧化氮的含量，甚至有醫生建議每天要走八千步。但是，我想這在執行上是有難度的。不過，如果是我所設計的一分鐘降血壓操，因為動作都非常簡單，所

一分鐘降血壓操的原理

❶

肌肉收縮，讓血管受到阻力。

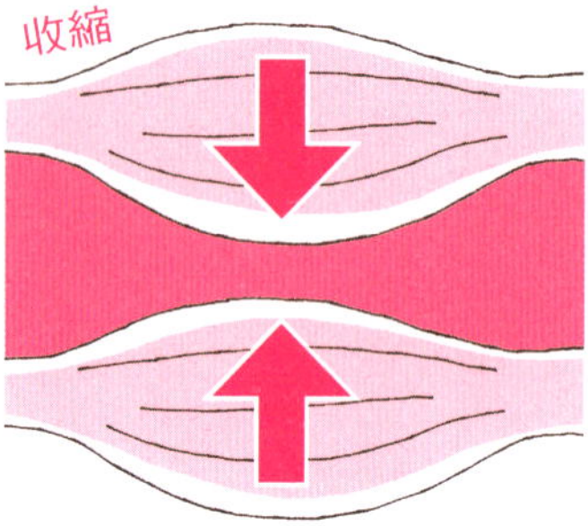

❷

肌肉放鬆，讓受阻的血液變得流暢，血管的內皮細胞就會受到刺激。

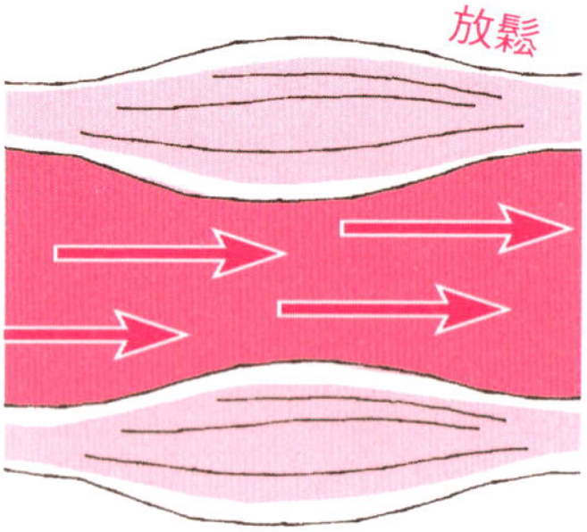

❸

血管的內皮細胞一受到刺激，就會分泌一氧化氮，並軟化血管。只要持續改善血液循環，就可達到降血壓的功效。

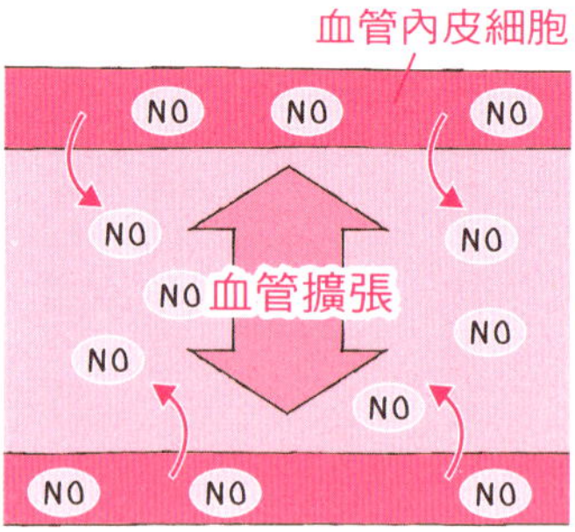

以短時間內就可以學會。不論是工作忙碌的上班族，或是肌力較弱的高齡者，都能輕鬆做到而且持之以恆。

超人式

2. 長效預防高血壓——超人式

超人式是非常有效率的伸展操，只要兩個動作就能運動到全身肌肉，並且刺激一氧化氮分泌。因此，一做完超人式，血壓就會下降。不過，嚴格來說，我還是希望大家能夠每天持之以恆，以預防高血壓為最終目標。

然而，肌力並非一蹴可幾，體力上有些吃不消的人，建議先從五秒開始，每天持續做即可。以一分鐘為目標，只要連續做一個月，身體就會有明顯的變化。

超人式的重點

- 只要避開量血壓之前，任何時間都可以做。
- 基本是一天做一次，但次數沒有限制。
- 請依個人體力，設定可達成的秒數開始（至少5秒，然後每次增加5秒，最終目標是1分鐘）。
- 因棉被較柔軟，請避免在被褥上進行。一般磁磚地板、木頭地板、地毯皆可。
- 肩膀抬不起來的人，請從肩部轉圈圈開始做起。

向外繞

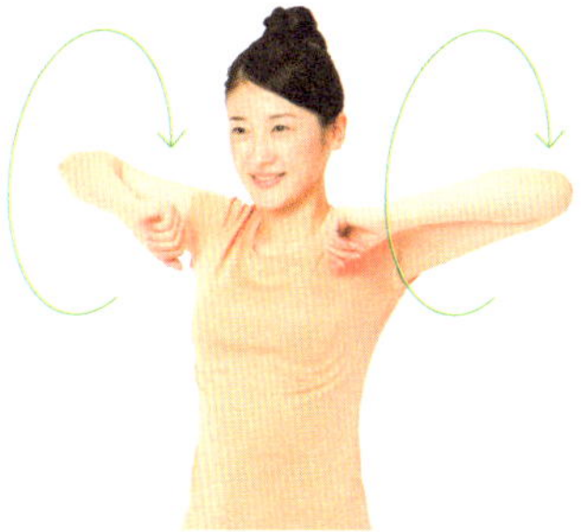

向內繞

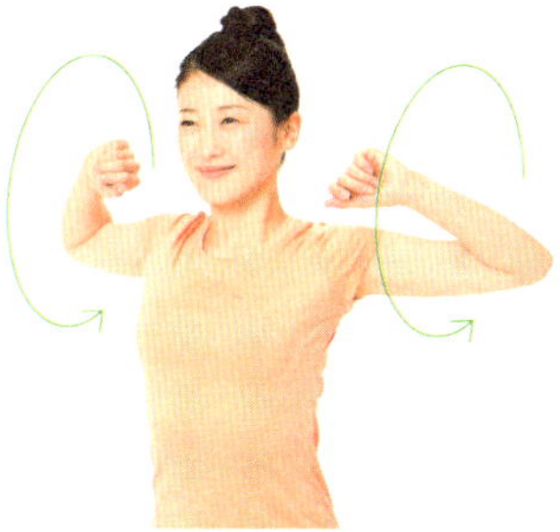

※若身體出現不適，請即刻中止。

正面

以鍛鍊身體正面的肌肉為主。做這個動作很吃力的人，就表示你的腹肌和腿部的肌力不足。

1 仰躺，輕輕握拳

仰躺，手心向上且輕輕握拳。做一次深呼吸，以促進血液循環。

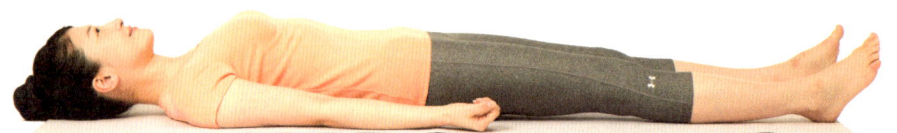

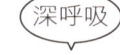

頭部和腿部的高度不一致

很多人會只把腳抬高。但是，這麼做是沒有效果的，因為這樣無法鍛鍊到肌肉。頭和腳的高度必須一致。

2　慢慢抬起頭、雙手雙腿

慢慢抬起頭及四肢，讓頭和手腳停在半空中，離地板的高度不要超過 20 公分。此姿勢至少維持 5 秒。可依個人體力，每週增加 5 秒，慢慢練習。

保持自然呼吸

維持 **5** 秒
目標 1 分鐘

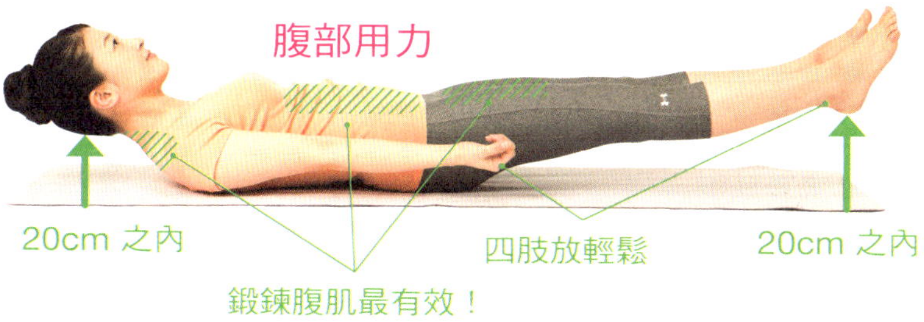

＼大 NG!／

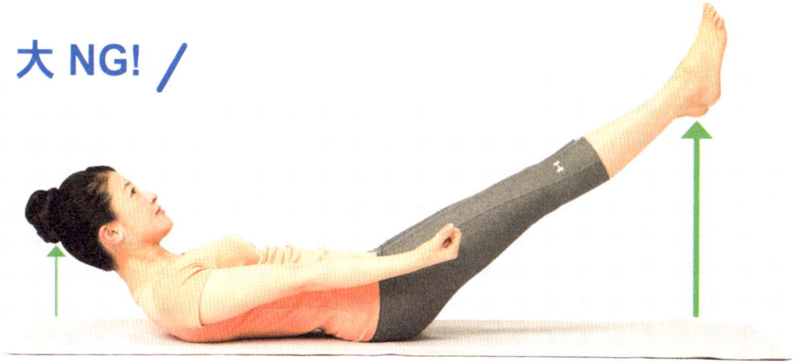

背面

（超人式）從肩部到背部、臀部、小腿肚，身體背部的肌肉，都能充分獲得延展。

1 雙手向前延伸，採臥躺姿勢

以雙手向前延伸的姿勢，臥躺在地板上。做一次深呼吸，促進血液循環。

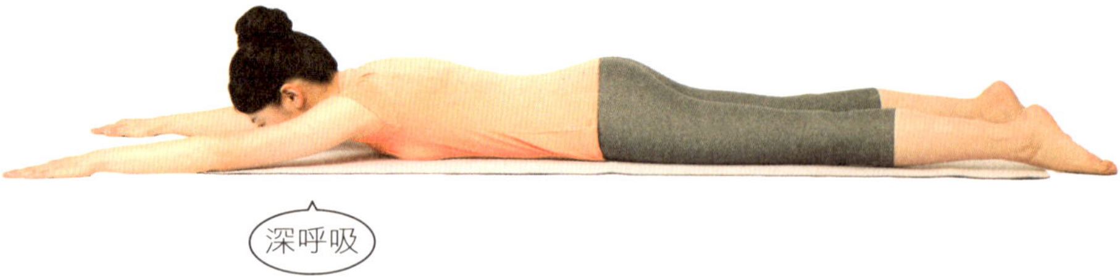

手肘彎曲，只有頭部抬起

手肘一彎曲，就無法有效運動到整個背部的肌肉，效果就會大打折扣。

2 將雙手雙腳往上抬

盡可能將雙手和雙腳往上抬，此姿勢至少維持5秒。
可依個人體力，每週增加5秒，慢慢練習。

維持
5秒
目標1分鐘

保持自然呼吸

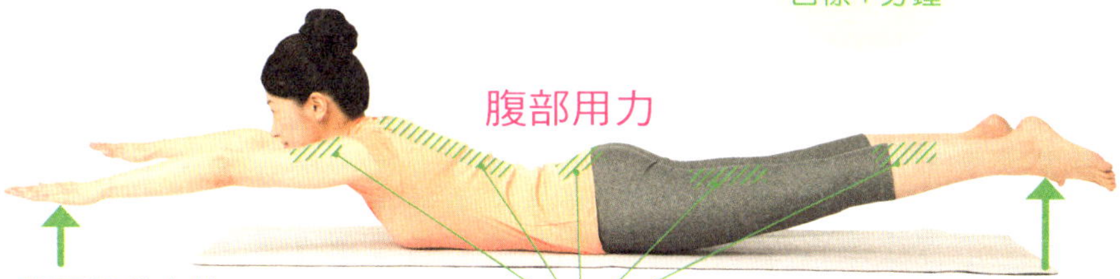
腹部用力
盡可能往上抬
盡可能往上抬
對鍛鍊這塊肌肉最有效

＼大NG!／

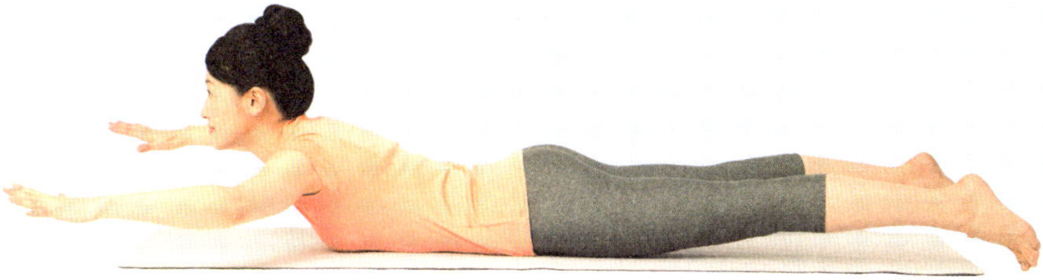

椅背式

3. 增肌、快速降血壓——椅背式

相對於有長期預防效果的超人式，椅背式則是短期立即見效。因為這項伸展操，主要是針對血管較粗、可以增加一氧化氮分泌量的大肌群（按：指胸肌、背部肌群等）進行局部鍛鍊。

此外，這項伸展操沒有任何地點限制，只要坐在椅子上就能輕鬆完成，而且一個動作只有十秒，所以非常適合上班族。若是工作忙碌的人，建議可多做椅背式，很快就會有效果。

椅背式的重點

- 避開量血壓之前的時間，任何時間都可以做。
- 基本上，一天做一次。可依個人需求，增加次數。
- 每個姿勢至少維持 10 秒。

※如果身體出現不適症狀，請立刻中止運動。

刺激四大部位！

背部

- 背闊肌
- 二頭肌

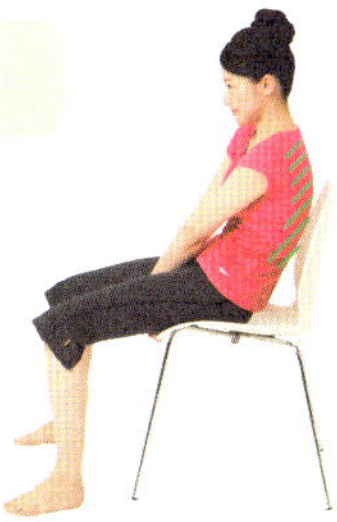

胸部

- 大胸肌

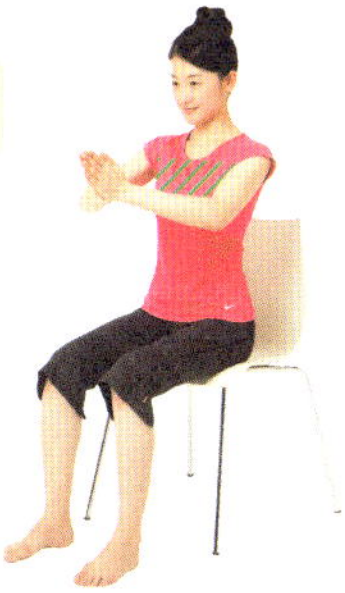

大腿

- 股四頭肌

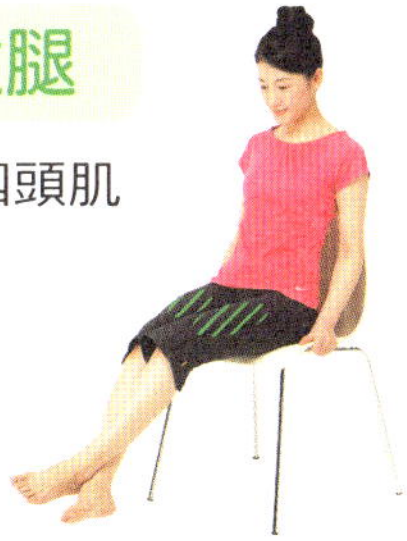

腹部

- 腹直肌（簡稱腹肌）
- 腹內斜肌
- 腹外斜肌

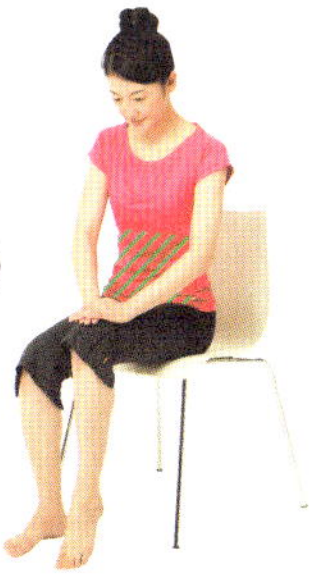

椅背式① 胸部

主要是刺激大胸肌。因為靠近心臟，除了降血壓之外，還有豐胸的效果。

維持 10 秒

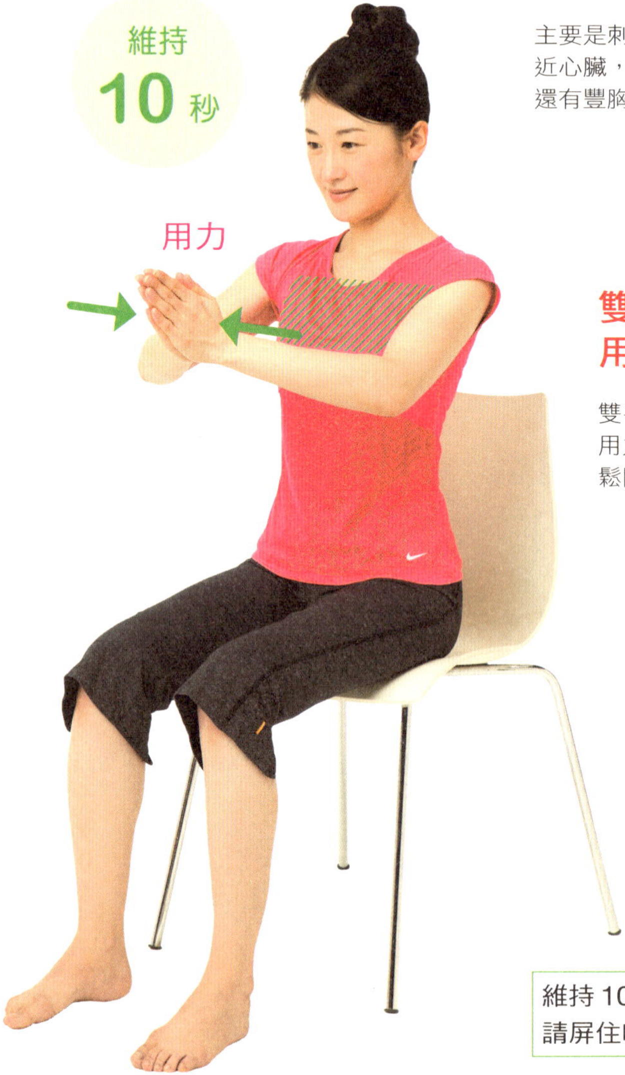

雙手合十 用力互推

雙手在胸前合掌，然後用力互推，10 秒之後再鬆開手。

維持 10 秒時，請屏住呼吸。

側面

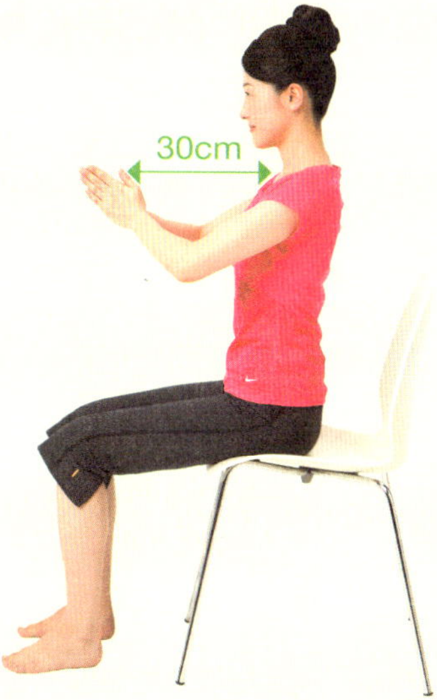

OK

手掌距胸口 30 公分

手掌的位置距胸口 30 公分，才能用到胸部的肌肉，並產生效果。高度則與胸部同高即可，避免太高或太低。

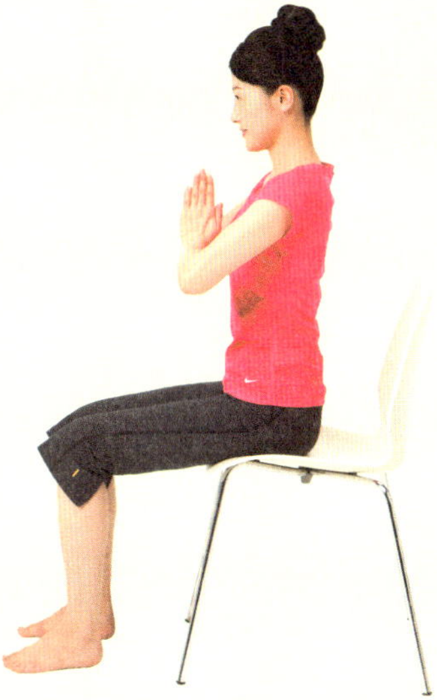

NG

手掌的位置如果緊貼胸部，會鍛鍊不到胸部的肌肉

雙手合十時，請注意手肘不要過度彎曲、緊貼胸口。這樣會導致手臂的力量分散，而達不到應有的效果。

椅背式② 腹部

可刺激腹部的肌肉，包括腹直肌、腹內斜肌、腹外斜肌（按：負責軀幹的轉體與側屈）。腹肌弱的人可加強鍛鍊此項動作。除了降血壓之外，還有瘦小腹的效果。

1

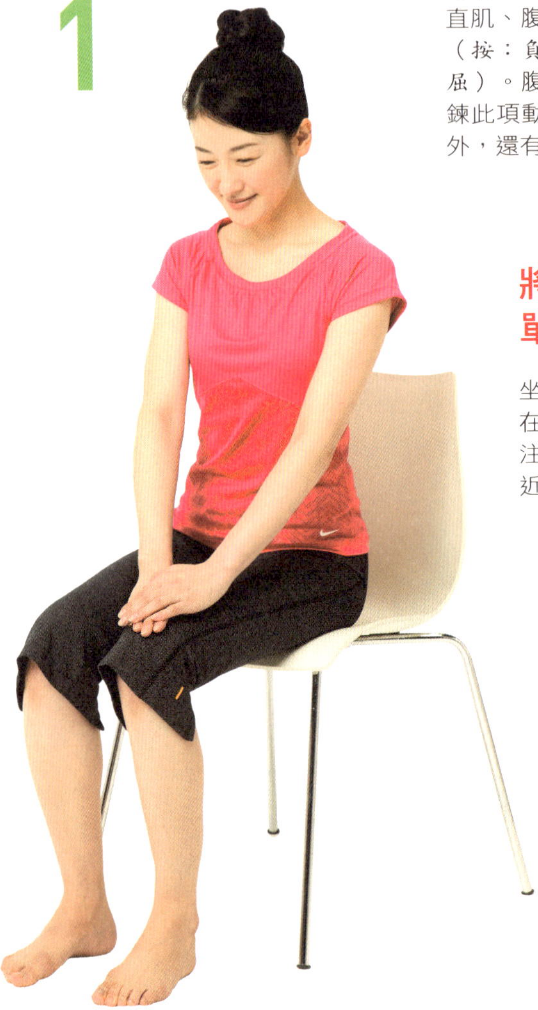

將雙手放在單腳膝蓋上

坐在椅子上，把雙手放在左腳的膝蓋上面。請注意手的位置不要太靠近腹部。

2

維持
10 秒
左右腳各1次

抬起單腳，讓手和腳用力互壓

將腳踝抬起後，讓腳尖輕點地板。然後，再用雙手的力量，讓手和腳用力互壓10秒。鬆開手，再換右腳，重複上述動作。

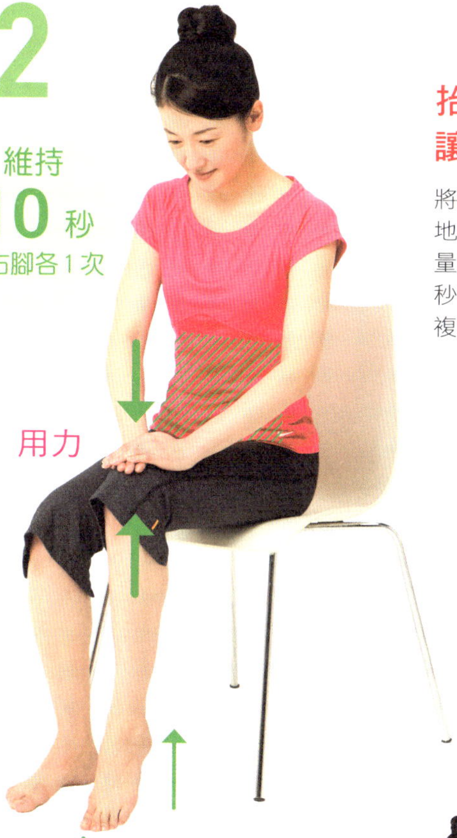

用力

腳尖輕點地板

維持10秒時，請屏住呼吸。

大NG！

腳抬得太高，腹部無法施力

腳尖若離開地板，整隻腳抬得太高，力量會落在大腿而非腹部，所以請刻意只抬高腳踝。

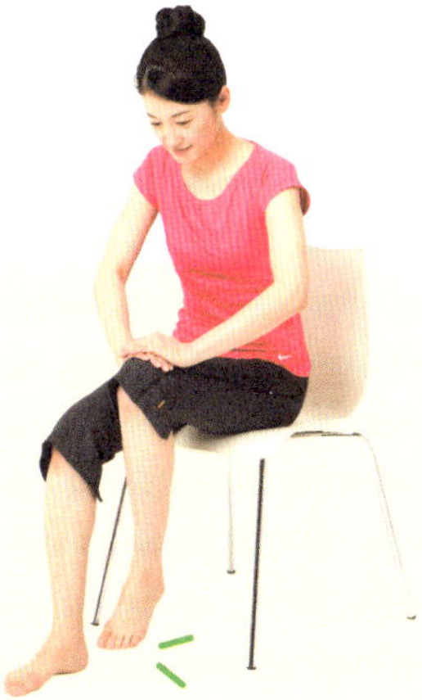

椅背式③ 背部

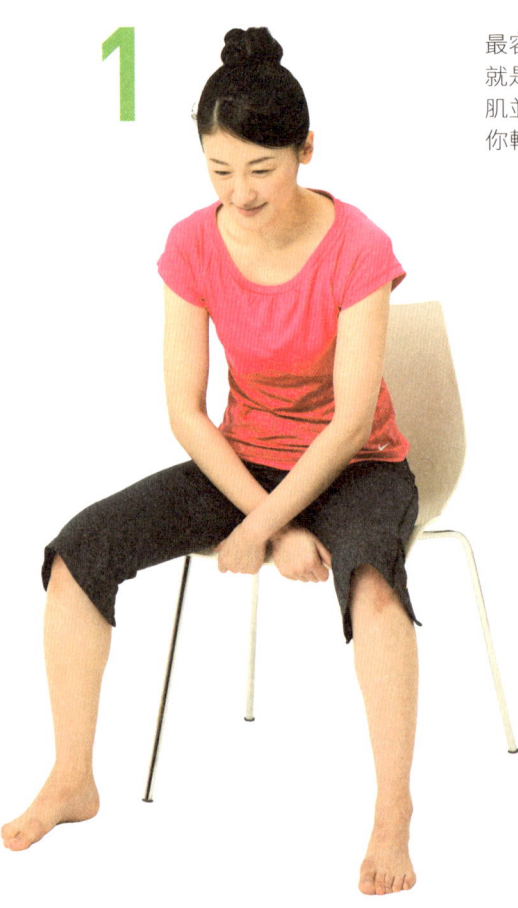

1

最容易隨著年齡流失的肌肉，就是背部的肌肉。雖然訓練背肌並不容易，但這個動作能讓你輕鬆鍛鍊到整個背肌。

淺坐椅邊，雙手抓住椅緣

背部稍往前傾，淺坐在椅子上，雙手交叉抓住椅子前沿。

＼側面／

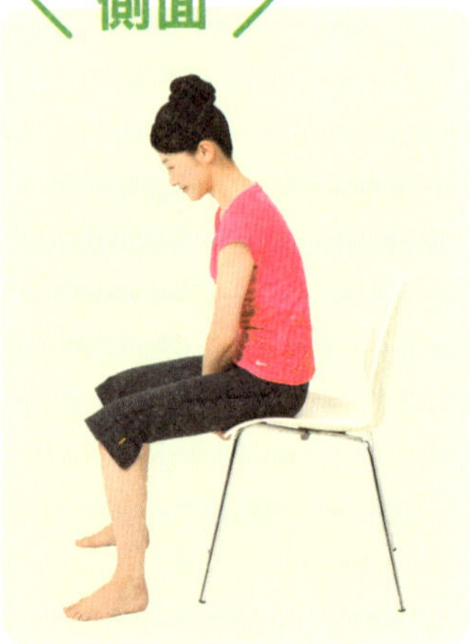

2

維持 **10** 秒

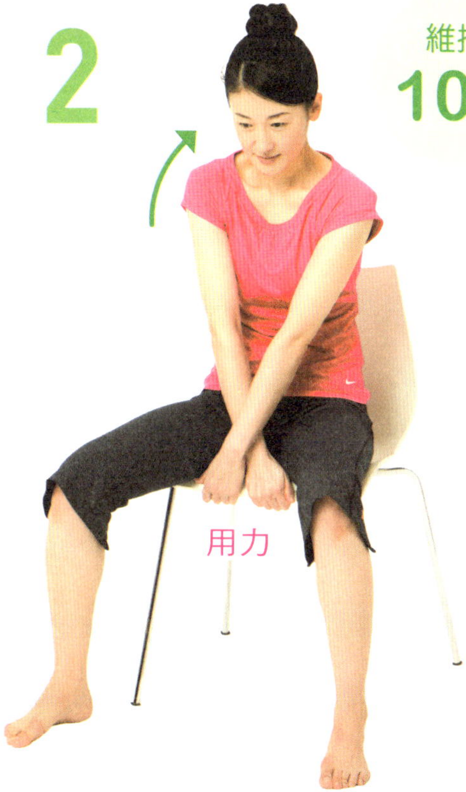

抓緊椅子前沿，身體向後倒

讓背部稍微往前傾，抓緊椅子前沿，上半身一口氣向後倒，維持 10 秒，然後放鬆。

維持 10 秒時，請屏住呼吸。

側看

NG

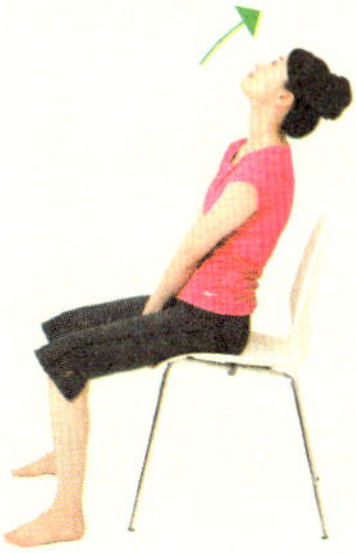

如果只有頭部向後倒，背部無法獲得伸展

若臉部朝上、抓著椅子前沿，只有肩部在用力，就無法伸展到背部，請特別注意。

OK

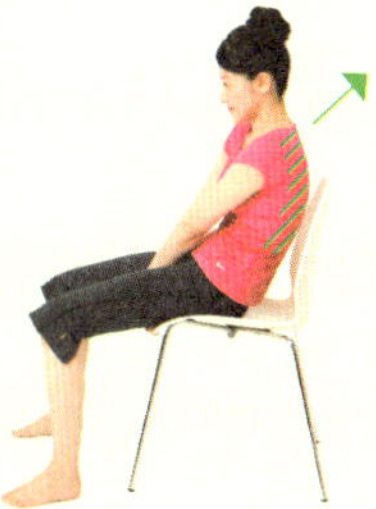

稍微駝背，再向後倒

背要稍駝。臉略微朝下，上半身往後倒，再將背部打直。

椅背式④ 大腿

距離心臟最遠的肌肉。鍛鍊大腿的肌肉，可以軟化血管，減輕心臟的負擔。

1

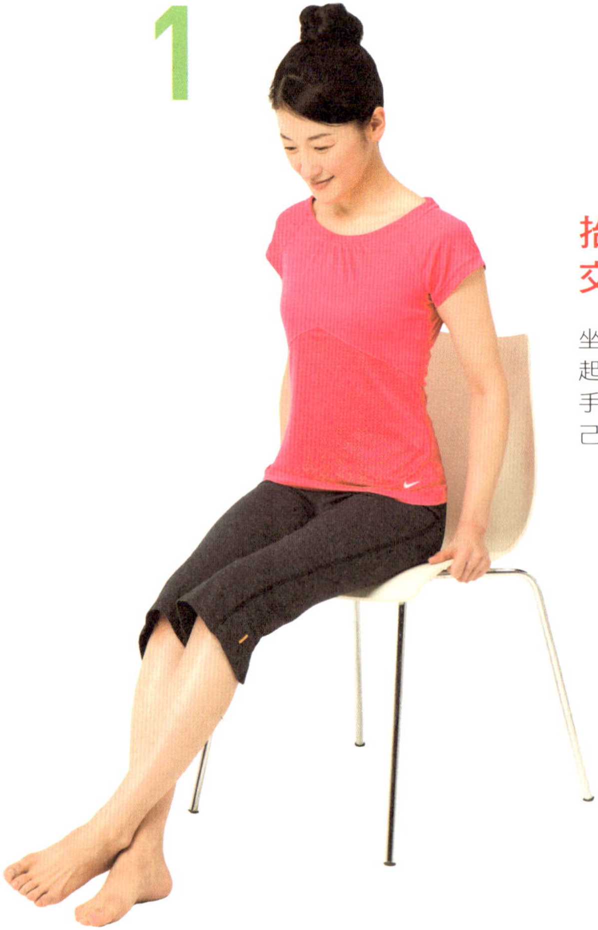

抬起雙腳交叉

坐在椅子上，稍稍抬起雙腳，然後交叉。手要抓著椅子，讓自己坐穩。

\這是 NG 的！/

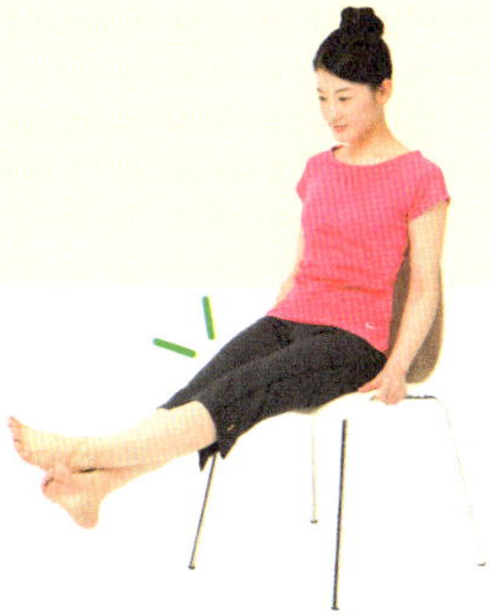

膝蓋打直，就沒有效

膝蓋如果伸得太直，大腿完全不用施力，就等於沒有效果。請注意，膝蓋只要稍微彎曲即可。

2

用力讓雙腳互壓

稍稍抬起雙腳，然後交叉。上面的腳向下用力，下面的腳向上用力，讓雙腳互壓，會用到大腿的肌肉。這個姿勢維持 10 秒後放鬆。左右腳交換，再做 1 次，同樣也是互壓 10 秒。

維持
10 秒
左右腳各 1 次

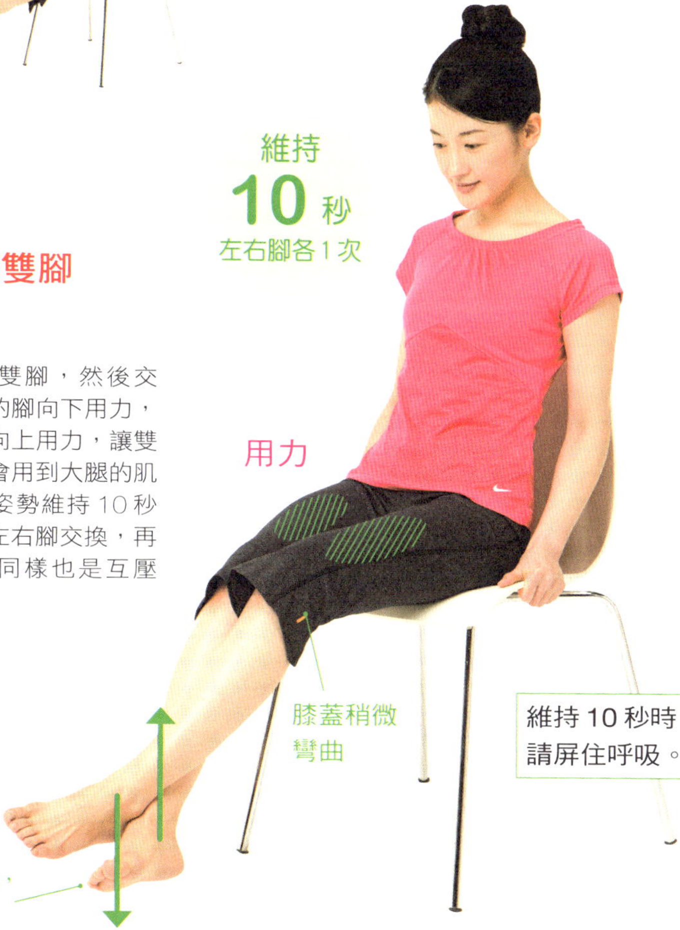
用力
膝蓋稍微彎曲
腳稍稍離開地板，停在半空中。

維持 10 秒時，請屏住呼吸。

專欄

天天走路未必能降血壓

「有高血壓的人，該做什麼樣的運動？」

如果這樣問，多數醫生都會建議走路。對高齡者而言，走路的確是很好的運動，不但可以鍛鍊肌肉，還能增強血管的彈性，進而達到降低血壓的目標。但是，對因通勤而常走路的人來說，走路卻沒有多大的效果。

我自己就試了一年，**天天走但血壓和體脂率**（按：指體內脂肪的比率，計算方式：脂肪重量÷體重×一〇〇%）**卻不動如山**。這讓我深深的體悟到，**要降血壓**必須**靠跑步、鍛鍊肌肉來增加肌肉的負荷**。

但是，有人一跑步膝蓋就抗議，有人根本沒時間上健身房。因此，我特別設計了這套在家就可以鍛鍊到重點肌肉並降血壓的伸展操。如果你希望能靠自己的力量降血壓，在辛苦走路之前，請務必試試一分鐘降血壓操。

第2章

動作對了，血管軟化、身體超逆齡

降血壓的關鍵在於，增加軟化血管的一氧化氮的分泌量。此章節，我會以最淺顯易懂的方式，針對一氧化氮的功能，和一分鐘降血壓操的原理，做詳細說明。

1. 血壓高，就是血管硬化

日本約有四千三百萬的人患有高血壓，也就是平均每三個人就有一人患有高血壓。為什麼高血壓會如此普遍？首先，我想先針對血壓做簡單的說明。

所謂血壓，就是血液流過血管時，對動脈血管壁所造成的壓力。我們的身體從頭頂到腳尖，都需要新鮮的氧氣和營養。而運用強大的幫浦作用（Pumping Action），經由血液將氧氣和營養送到各器官的就是心臟（按：將血液送達全身，尚需藉助肌肉的力量收縮與舒張血管，以促進血液流動）。

心臟會反覆收縮和擴張。測量血壓，就是為了要測出最高血壓和最低血壓這兩個數值，說明如下。

▲**最高血壓**：心臟收縮送出血液，動脈壁膨脹到最大時，血管所承受的壓力。較高的數值。

▲**最低血壓**：心臟擴張讓血液流回心臟內，即動脈壁恢復原樣時，血管所承受的壓力。較低的數值。

如左頁圖2-1所示，心臟收縮將血液送往全身器官之後，會再擴張讓血液回流至心臟，重新讓血液將新的氧氣和營養送往全身。心臟會一直反覆收縮、擴張。因此，我們稱**最高血壓為「收縮壓」**，**最低血壓為「舒張壓」**。

為什麼血壓會上升？

心臟藉由收縮和擴張，讓血液流動時，如果為血管壁帶來強大的壓

圖 2-1　心臟的幫浦作用

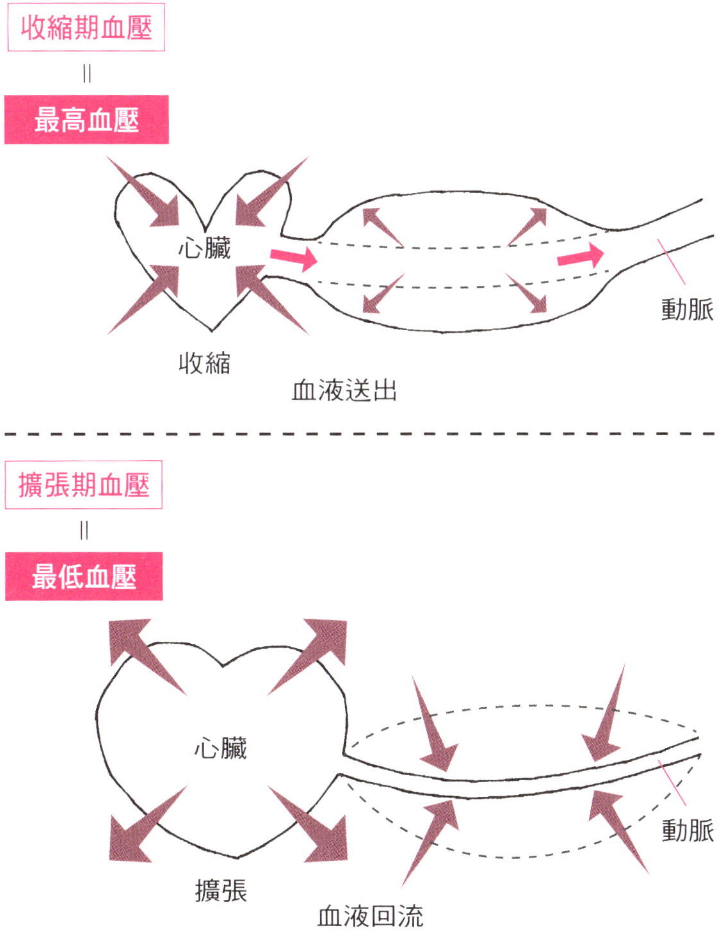
收縮期血壓
||
最高血壓
心臟
動脈
收縮
血液送出
擴張期血壓
||
最低血壓
心臟
動脈
擴張
血液回流

力，血壓就會升高。這就是高血壓的結構，非常簡單。那麼，為什麼血流會對血管壁產生強大的壓力？

最主要的原因，就是血管硬化。血管一硬化，心臟這個天然的幫浦就得更賣力運作。

如果血管是柔軟、血液可以順暢流動的狀態，那麼心臟幫浦只要輕輕打，就可以讓血流順暢，血壓當然也就不會升高。

反之，如果血管是僵硬、血液無法順暢流動的狀態，心臟幫浦就會打得很吃力，血壓當然就會往上飆了（請參見左頁圖2-2）。

因此，**降血壓的不二法門，就是讓血管柔軟**。

圖 2-2　血管硬化的構造

硬化的血管

僵硬、沒有彈性

↓

血流受阻

↓

血壓上升

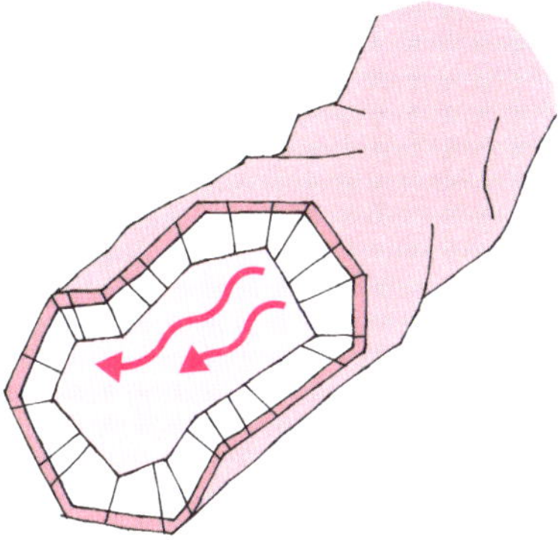

柔軟的血管

柔軟、有彈性

↓

血流順暢

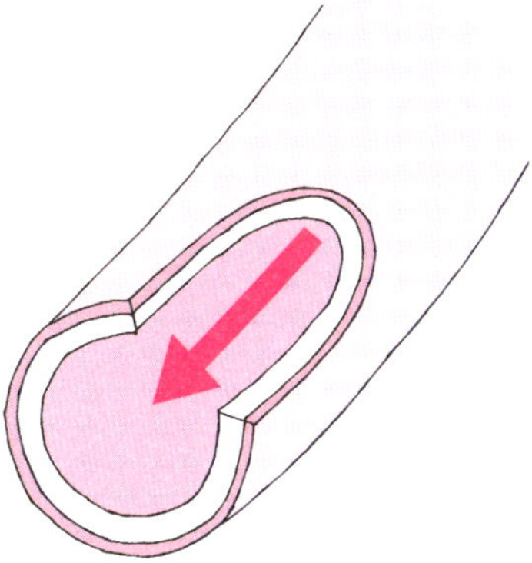

2. 軟化血管的大救星——一氧化氮

血管是由平滑肌所構成，而平滑肌的細胞會隨著年紀的增長而逐漸衰退，因此若缺乏運動，就會加快血管老化的速度。但是，血管和肌肉不一樣，無法藉由伸展操、按摩或鍛鍊背部、大腿等部位，直接達到軟化或放鬆的效果。

直到一九九八年，經諾貝爾科學家研究發現，有一種物質可以軟化血管，也就是一氧化氮。

一提到一氧化氮，很多人首先聯想到的，就是大氣中一種有毒的危險物質。可是，對我們的身體健康而言，它卻是十分重要的物質（按：醫療上的應用非常少量且謹慎）。

一九九八年，三位博士費里得・穆拉德博士、羅伯・佛契哥特、路易

圖 2-3　一氧化氮的作用

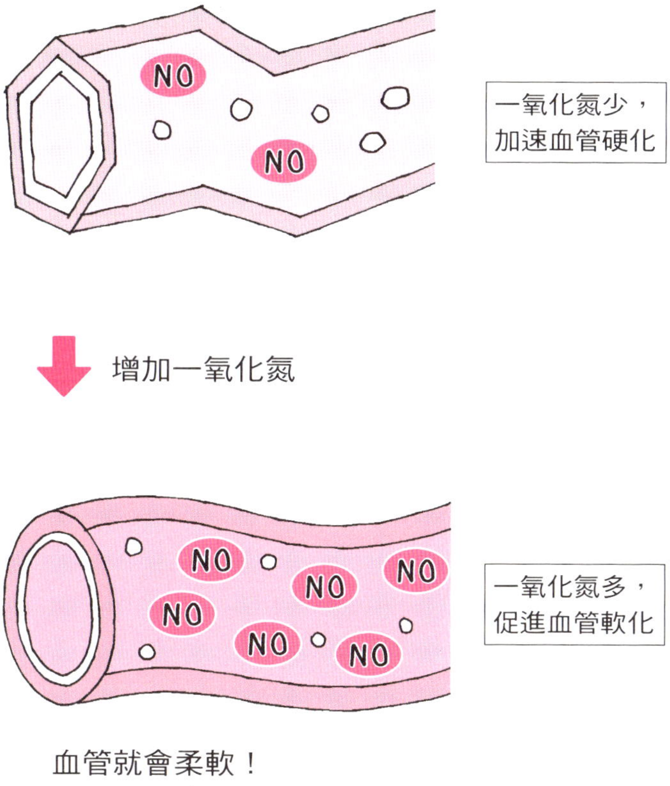
NO
NO
一氧化氮少，
加速血管硬化
增加一氧化氮
NO
NO
NO
NO
NO
NO
一氧化氮多，
促進血管軟化
血管就會柔軟！

斯．J．伊格納羅，因研究一氧化氮，而獲得諾貝爾生理醫學獎。他們發現，一氧化氮的增加可使血管擴張並鬆弛，進而促進血液循環（請參見上頁圖2-3）。

一氧化氮主要由血管的內皮細胞所製造，在我們身體裡負責許多重責大任，列舉如下。

一氧化氮的功效：

- 軟化血管，讓血液可以順暢流動。
- 防止血小板的聚集作用，能有效減少血液凝結、防止血栓。
- 修復受傷的血管，防止血管壁增厚。

如左頁圖2-4所示，因為一氧化氮具有上述多種功效，所以如果能夠增加一氧化氮的分泌量，不僅可以靠自己的力量降血壓，還能預防高血壓。

圖 2-4　一氧化氮的功效

一氧化氮就是這麼神奇！

擴張血管

防止血栓

軟化血管

修復受傷的血管

防止血管壁增厚

↓

多分泌一氧化氮，促進血液流通，

降血壓！

3. 先收縮，再放鬆，血流從堵住到順暢

那麼，一氧化氮什麼時候才會分泌？答案是，**在血管擴張的時候**。亦即，**血流量一下子上升時，血管內壁的內皮細胞受到刺激，就會產生大量的一氧化氮**。

要讓血流量上升，最有效的方法就是運動。事實上，只要**提高心率**（心臟跳動的頻率，心臟每分鐘跳動的次數），加快血液的流速，內皮細胞就會分泌一氧化氮，所以運動算是刺激一氧化氮分泌量最快速的方法。但是，平常沒有運動習慣的人，大都很難持之以恆。因此，我才設計了可以快速刺激一氧化氮大量分泌的伸展操，也就是第一章介紹的一分鐘降血壓操。

我們說血流變好，其實就是指血管內的血流量增加。要增加血流量，

血管勢必就要擴張。但是，並不是單純擴張而已，而是**要讓一度收縮的血管瞬間擴張**，使受阻的血流一口氣流動出來才有效。當血液循環變好，血管內壁的內皮細胞就會受到刺激。其實，這個原理和在水龍頭接一根水管，然後打開水龍頭，接著一腳踩在水管的中間再移開腳，水就會用力噴出來是一樣的。

換句話說，要分泌一氧化氮最有效的方法，就是先讓血管收縮、血流狀況變差，然後再一口氣讓血管放鬆（請參見下頁圖2-5）。

最近蔚為話題的「握毛巾降血壓操」，同樣也是應用此原理來降血壓。它的做法很簡單，就是把毛巾捲起來握在手中，然後用力一拉，藉由繃緊手臂的肌肉去壓迫血管，再鬆開手讓血液一口氣流出來。此時，血管內壁的內皮細胞受到刺激，就會分泌一氧化氮。

不過，比起只用手臂肌肉，運用全身的肌肉，刺激全身的血管，反而更能增加一氧化氮的分泌量。既然都要花時間運動，為什麼不選擇效率更

圖 2-5　血管的收縮再放鬆

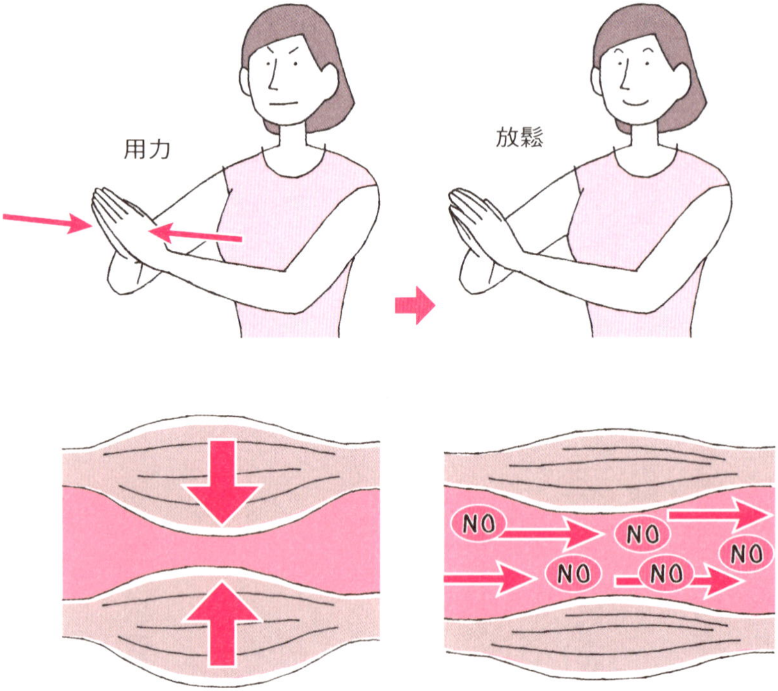

肌肉繃緊，讓血管收縮。　　鬆開雙手，提升血流量。

好的？

而且，這套伸展操可以快速增加一氧化氮的分泌量，因此非常適合高血壓患者，即便是現在沒有高血壓問題的人，為了防患未然，也最好從現在就開始做。

4. 超人式、椅背式，強化血管和肌肉

第一章，我介紹了兩種伸展操。一種是可以鍛鍊身體正、背面的超人式，另一種是鍛鍊胸部、腹部、背部、大腿四個部位的椅背式。

超人式，只要一個動作，就可以讓身體正面和背面的肌肉充分獲得延展。嚴格來說，這種伸展操比較像是在鍛鍊肌肉，所以只要每天做，就可以強化血管和肌肉，並且讓身體保持在容易產生一氧化氮的狀態。

椅背式，則是局部鍛鍊有粗血管的大肌肉。希望快速降血壓的人，建議可以從椅背式開始。相對於耗時且長期才有降壓效果的超人式，**椅背式則有立即的降壓效果**。

不過，我還是想再次強調。椅背式具有立即降低血壓的效果；**超人式**則具有強化肌肉、**長期預防血壓上升**的效果。各位讀者可依自己的需求，

選擇其中之一，但是如果每天都能做這套一分鐘降血壓操，就可以徹底擺脫高血壓的煩惱。

5. 改善腰痛、血糖、尿酸，通通有效

基本上，任何人都可以做一分鐘降血壓操。有心臟疾病的人，可以先從五秒開始，然後再慢慢把時間拉長。因為透過降血壓操，除了能促進一氧化氮的分泌，讓血管柔軟有彈性，也能減輕心臟的負擔。

另外，有腰痛的人，只要在不疼痛、不受傷的範圍內，對於疼痛的緩解，也有很大的幫助。一般來說，腰痛多半是由腹肌和背肌不平衡所引起；腹肌和背肌一起動就會腰痛，就是腹肌和背肌失去平衡的警訊。

然而，在日常生活中，我們很少會使用到腹肌，頂多就是掀開被窩起身時會稍微用到。因此，隨著年齡的增長，如果平常沒有運動的習慣，腹部的肌肉量就會慢慢往下掉，導致腰痠背痛。但是，由於一分鐘降血壓操可以鍛鍊到整個腹肌和背肌，所以也具有減輕腰部疼痛的效果。

另外，因為降血壓操會運用到全身的肌肉，所以除了高血壓之外，也能改善血糖值、尿酸值等，以及因**生活習慣病**（按：原本指現代文明病，目前則是包括糖尿病在內的多種慢性病）所造成的問題。其實，絕大部分的生活習慣病，多半是因為運動不足所造成的肌肉衰退。

還有，藉由強化肌肉，也能有效改善女性手腳冰冷的問題。當血液循環變好，肌膚自然就有光澤。此外，因為超人式還能鍛鍊到體幹，所以連不良的身體姿勢也能一併矯正，讓整個人看起來更年輕。

只是，一聽到鍛鍊肌肉，大家第一個的反應往往是：「我可不要變成肌肉男或金剛芭比！」但要變成肌肉男或金剛芭比可沒那麼簡單。所以，我反倒希望大家以此為目標，每天持之以恆，努力做降血壓操。

最重要的是，每個人都希望老後也能健走、正常生活吧？然而，肌肉會隨著年齡流失，很多人上了年紀之後必須依賴拐杖來走路，甚至最後連拐杖也拿不動，每天臥床在家，任誰都不喜歡過這樣的生活。為了讓自己過得健康又有活力，我希望大家透過降血壓操，都能為老後生活打下健康的基礎。

不僅僅是身體方面，在穩定自律神經、調節情緒方面，一分鐘降血壓操也有不錯的效用。最近，高齡者的憂鬱症和抑鬱症狀，被視為一大問題。其實，老年憂鬱症的症狀，多半以身體不適來表現，因此，身體機能的衰退也是主要原因之一。所以，我希望大家能夠透過簡單、天天都可以做的降血壓操來提升肌力，讓心臟能夠永遠維持活力。

圖 2-6　一分鐘降血壓操的卓越效果

- 血管回春。
- 降血壓。
- 改善血糖和尿酸。
- 解決運動不足的問題。
- 改善手腳冰冷。
- 矯正姿勢不良。
- 肌膚有光澤。
- 穩定自律神經，讓心情開朗。

6. 血壓降不下來？這可能是你的正常值

照理說，只要增加一氧化氮的分泌量、讓血管軟化，血液就會變得順暢，並且達到降血壓的效果。

但是，如果做了降血壓操之後，血壓並沒有明顯的變化，也不代表降血壓操對自己無效。事實上，有時**血壓不降低，是因為沒有降低的必要**。

詳細情形我會在第三章做說明。概括來說，就是現在的正常血壓數值設定過低（較嚴格）。因此，只是稍有不舒服，去看醫生被診斷為高血壓，就開始服用降血壓藥物的人非常多。

因為血壓也是因人而異的。依身高、體重、年齡不同，血壓值當然也就不一樣。所以，我們不能用同一基準去判定。換言之，做了降血壓操卻不見血壓降低的人，不妨換個角度思考：這個數值可能就是你的正常血壓值。

當然，如果收縮壓經常超過一八〇mmHg（毫米汞柱，以下均省略單位），或是最近血壓突然飆高的人，那就代表你的身體潛藏著重大疾病，得盡快去看醫生（請參見第一二七頁）。如果並非這類型高血壓且身體也沒有特別不適的人，建議不要馬上服藥，先做做看一分鐘降血壓操。

一分鐘降血壓操 Q&A

Q. **最佳運動時間？**

A. 任何時間都可以。不過，剛做完伸展操時，因為血液循環會暫時變好，所以血壓會上升。如果這個時候量血壓，就會無法測出正確的數值。因此，請避開量血壓之前的時間。為了持之以恆，建議可擇一特定時間進行。譬如，量完血壓之後、就寢之前等。

Q. 什麼樣的人不能做？做了，反而讓血壓升高？

A. 任何人都可以做降血壓操。但是，如果做伸展操時，會覺得胸悶、氣促的話，請務必立刻停止。另外，血壓不會因為做了降血壓操就升高。如果血壓反而上升的人，有可能是由於其他潛在因素，建議另外尋求專業醫師治療。

Q. 做降血壓操之前的準備動作？

A. 可先做深呼吸。因為深呼吸可以刺激副交感神經（按：自律神經系統的一部分，負責調節身體休息與消化功能），促進血液循環。再透過降血壓操讓肌肉收縮，增加血流量，就可以刺激一氧化氮的產生。

Q. 要持續做多久？

A. 最理想的狀態是，盡可能一直持續做下去。因為隨著年齡增長，會導致肌肉快速流失，所以運動習慣的養成就扮演著非常關鍵的角色。但是，負荷過重的運動，通常持續不了多久。因此，如果你想提升自己的肌力，並且一輩子都不必再為血壓數字煩惱的話，我真心建議你一定要試試看降血壓操。

降低這麼多！

患者驚人實證

改善了因體質造成的高血壓，連血管年齡都年輕十一歲！／五十三歲的I女士

我原本就是血壓偏高的體質，從小最高血壓就在一三〇mmHg左右，而且隨著年齡逐漸攀升。這幾年，我的最高血壓和最低血壓，在一五〇mmHg／一〇〇mmHg已是常態。但其實，我非常重視飲食均衡，也有充足的睡眠。「我的體質就是如此，不論怎麼做都不可能有改變了！」就在我思索是否要靠藥物控制血壓時，我接觸到了一分鐘降血壓操。

才剛開始做的第三天，我的血壓就降至一三三／八〇mmHg，之後又回到

一五〇／一四〇mmHg。然後，在忽高忽低之間，血壓數字終於逐漸降低。一個月後，平均數值是一三五／八〇mmHg。

另外，我甚至還特地到醫院做FMD（Flow-Mediated Dilation）檢查，也就是血管內皮功能的檢查。據說如果一氧化氮分泌量增加，內皮功能的指數也會變高。因此，兩週後我又再去檢查，結果令人意想不到的是，連血管內皮功能也上升了一・五％，這讓我十分驚

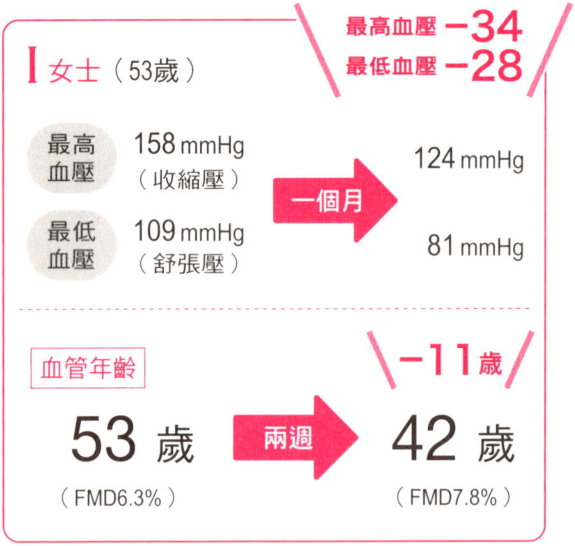

訝。因為，只是稍微運動，內皮功能並不會上升這麼多，所以我認為降血壓操確實很有效。

不僅如此，我的血管年齡也年輕了十一歲。將來罹患心肌梗塞、中風的風險也大幅降低。因此，我還是會持續做下去，希望我的血管年齡能夠年輕再年輕。

才短短十天，竟降低五十好幾！／五十四歲的H先生

我的血壓值、血糖值、尿酸值都偏高，所以對我來說，同時服用降血壓、降血糖、降尿酸的藥已是司空見慣。再加上，我的父母、祖父母也都有高血壓，所以我從三十二歲開始，最高血壓就一直在一五〇至一六〇mmHg之間游移。雖然我一直都有按時服藥，但是最近有好幾次，血壓都飆破一九〇大關。

H先生（54歲）

最高血壓 −56
最低血壓 −21

		10天 →
最高血壓	198 mmHg	142 mmHg
最低血壓	106 mmHg	85 mmHg

事實上，半年前，我還曾經因為胸悶被救護車送到醫院。但是，經心電圖和心導管檢查，結果都沒有異常。我真的很害怕哪一天又發生同樣的狀況。

在姑且一試的心態下，我開始做降血壓操，令人驚喜的是，血壓竟然從第二天就開始降低了。持續十天左右，雖然中間一度偷懶，導致血壓又稍稍上升；但只要重新開始做降血壓操，第二天血壓又會降低。最近，我早晚都會各量一次血壓，早上是一五〇／九〇mmHg，晚上是一四〇／八〇mmHg。由於數值都非常穩定，所以我也開始思考是否該停藥。

順帶一提，超人式一開始我只能保持五至

A 女士（57歲）

最高血壓 −35
最低血壓 −20

		兩週	
最高血壓	156 mmHg	→	121 mmHg
最低血壓	88 mmHg	→	68 mmHg

六秒鐘，現在已經可以撐到四十秒。希望透過降血壓操，也能改善血糖值和尿酸值。

讓我跟降血壓藥物說再見！／五十七歲的A女士

因為我本身是個護理師，所以非常重視飲食均衡。我也有運動的習慣，一週會練一次空手道，而且還持續了十年。但是，我還是有高血壓。

以前的血壓並不是那麼高，但是從去年開始突然上升。最近，最高血壓的平均值都在一五〇mmHg，最高還曾經飆到一七〇mmHg。

就在我開始認真思考是否該服藥時，有機會受邀參加此項體驗，於是我開始挑戰降血壓操。結果，才做到第三天，我的血壓就降到一二七／七〇mmHg。之後，就在一三〇至一四〇之間反覆升降，然後逐漸往下降。兩週後，我的血壓平均落在一二〇mmHg。

其實，我的三酸甘油脂（triglyceride）值也偏高，必須服用降高血脂的藥，但我不希望自己變藥罐子，所以我很開心能夠接觸到降血壓操。

超簡單不累人，完全沒有挫敗感！／五十七歲的K先生

這次因受邀參加降血壓操體驗，我終於有機會量一量好久沒量的血壓了。但是，看到檢查結果之後，我真的嚇了一大跳。我想，如果再不想辦法努力改善，我的下場一定會很悲慘。只不過，我平常工作非常忙碌、應

K 先生（57歲）

最高血壓 −57
最低血壓 −21

最高血壓	190 mmHg	兩個月	133 mmHg
最低血壓	102 mmHg		81 mmHg

酬也多，個性又懶，所以對這次的體驗並無太大的冀望，好在降血壓操真的很簡單，連我這種忙碌上班族都可以持之以恆。

後來，看到血壓穩定降下來，我真的又驚又喜，也更加堅定自己的決心，每天都要好好的做伸展操。

前陣子，因為工作壓力和喝酒應酬，我的血壓又升高了。不過，最近差不多都在一三〇／八〇mmHg。

好在，這套伸展操一學就會，非常適合我這種怕麻煩的人。更棒的是，趁工作空檔做椅背式，也不會驚動到任何人。

第3章

單靠吃藥降血壓，比你想的還危險！

一分鐘降血壓操的主要目的，是軟化血管、不靠藥物就能降血壓，甚至是減少長期用藥的人對藥物的依賴。那麼，為什麼長期服用降血壓的藥不好？於此章，我要告訴大家其中的危險性。

1. 降血壓藥並非救命丹，死亡還是找上你

「我去醫院，醫生說我有高血壓！」各位一定經常聽到這句話。在日本，患有高血壓的人有多少，大家知道嗎？被判定有高血壓的人約有四千三百萬人。根據平成二十八年（二〇一六年）日本厚生勞動省的「國民健康和營養調查」，有三四・六％的男性、二四・八％的女性，被診斷患有高血壓（按：根據「臺灣國民營養健康狀況變遷調查」，二十歲以上成人的高血壓盛行率已破二五％；亦即平均每四人中，就有一人罹患高血壓）。

面對高血壓患者，醫院通常會怎麼應對？首先，大多數的醫生會說：「我開藥給你！」就給患者降血壓的處方箋。然後，血壓一降下來，醫生就會說：「你看，血壓降下來了！」宛如患者已經痊癒一般。但是，大

家不會覺得納悶嗎？其實，這種做法只不過是**症狀解**，是一種「對症療法」。也就是說，醫生只不過是針對血壓高的症狀開立藥物而已。然而，真正的治療必須查明病因，並且減少患者對藥物的依賴才對。

那麼，為什麼血壓會升高呢？

大多數人都是因為運動不足或隨著年齡增長，造成血管壁的彈性減弱、血流阻力增加所引起。不過，也有部分的人是因為心臟、腦等部位有狀況，所以反映在高血壓上。

如果是因為血管硬化所引起，只要適度伸展身體或運動，就可以增加一氧化氮的分泌量，讓血壓恢復正常值。最可怕的是，身體潛藏著某種疾病，造成血壓升高卻渾然不覺。這種狀況如果擱置不理，潛在的病根就會越來越嚴重。

所以，我們常常聽到，有高血壓的人，某天突然昏倒，甚至死亡。這時醫生可能會說：「這是因為高血壓！」事實正好相反，是因為身體有病痛，所以才有高血壓。

也就是說，高血壓其實是一種「警訊」，告訴我們身體潛藏著某種疾病。因此，如果我們利用藥物強壓症狀，就不會注意或意識到疾病的存在。

2. 之前明明好好的？錯，疼痛是猝死前兆

人類的身體結構很神奇，有什麼地方不正常時，就會出現疼痛、發燒等跡象，告訴你身體有狀況了。

身體明明反映並出現了病兆卻置之不理，之後會如何呢？這時，身體就會提升疼痛的等級，以吸引你的注意。但，很多人常常只靠止痛藥、治標不治本，結果反而產生更多的疼痛物質，這其實就是身體在提醒我們，得想辦法解決或求助醫生才行。血壓也是如此，我們的身體會透過高血壓的跡象，告訴你：「你生病了，快治療吧！」

青壯年上班族突然猝死時，死者家屬最常說的一句話，就是：「之前明明還好好的！」家人或許沒有察覺，但是患者本人其實是有所自覺的。譬如，頭痛藥越來越無效、常會胸悶氣促，結果等到有空就醫時，卻已回

天乏術。

事實上，世上並沒有我們常說的「隱形殺手」或「沉默殺手」。**單純就只是身體已經發出警訊，而我們卻置之不理罷了**。可是，主管我們身體的大腦，卻早已反映出問題所在。

3. 吃藥，讓你的營養吸收更差，失智風險增高

服用降血壓的藥，除了會抑制身體所發出的警訊之外，還有其他的危險性。理由很簡單，因為**降血壓藥本身就是一種讓血流狀況變差的藥**。

血流量和血流速度的減少，同時也會削弱血流對血管壁所造成的壓力，因而使血壓數值降低。但是，請大家想一想，為什麼血液要流經我們的全身？這是因為血液會將氧氣和營養輸送至各器官。正因為血液具有循環的功能，所以即便是距離心臟最遠的腦、手指、腳趾，我們也都能夠靈活運用。

但是，流回心臟的血液若大幅減少，很可能會使營養無法充分輸送到全身，因而導致手、腳等末梢部位冰冷。更可怕的是，供給腦部的養分也

會受到影響。如此一來，人就容易昏昏欲睡、動作越來越遲鈍；如果這種狀態一直持續下去，更會提高失智症的罹患風險。另外，因長期使用類固醇等藥物，也會引起白內障、青光眼的問題。

許多醫師動輒開立降血壓藥，我認為是不甚妥當的。因此，我由衷希望有服藥習慣的人，能夠漸漸減少藥量，並且早日擺脫靠藥物治療高血壓的日子。

4. 同時服用四種以上藥物，副作用大增

藥如果只服用一種，通常沒有太大的問題，但高血壓患者經常同時服用好幾種藥。根據高齡者正確使用藥物檢討會的資料，七十五歲的長者中，每四人約有一人，會向兩間以上的醫療診所領取十幾種的藥品。為了避免高齡者服用過多的藥物，日本厚生勞動省在醫學指南（medical guidelines）中，特別警示「服用六種以上的藥物，易出現副作用」。但是，從專業藥劑師的立場來說，**服用四種以上的藥物就有危險**。

藥物有其主要的效果和副作用。醫生應依病人的狀況，適度調整用藥內容，但如果服用的藥超過四種以上，就容易因副作用混淆，而導致診斷出錯或用藥不精準。

然而，這種複數處方在血壓用藥上特別明顯，有些醫師一下子就開立

了兩種甚至三種以上的藥。除了高血壓藥之外，如果其他的藥是降血脂、降血糖尚能理解，但事實並非如此。因為**光是血壓的藥就有好幾種**。譬如，針對心臟、血管、腎臟，都各有不同的降血壓藥，還有最常見的利尿劑等。

問題是，如果我們不確切掌握血壓上升的原因，就算服用各種降血壓藥，也無法得知到底是哪種藥物才有效。而且這種服藥方式，對身體也會造成某種程度的損傷。

降血壓藥的功效和副作用

在這裡先為大家整理一般醫生常開的降血壓藥。有服用降血壓藥的人，可確認自己服用的藥物，並了解其副作用。

常用的抗高血壓藥物

- **鈣拮抗劑（鈣通道阻滯劑）**（Calcium antagonist，簡稱CAT）

作用

抑制鈣離子流入血管平滑肌細胞，以放鬆、擴張血管，達到降低血壓的目的。因預防和治療狹心症、心肌梗塞所研發。

副作用

心悸、頭痛、潮紅、腳踝浮腫、便祕等。

- **ARB（血管張力素受體阻斷劑）**（Angiotensin receptor blockers，簡稱ARB）

作用

又稱「血管張力素Ⅱ型受體拮抗劑」（Angiotensin II receptor antagonist）。可抑制「血管張力素Ⅱ型」的升壓反應、血管的收縮，以及維持人體體液（body fluid）容積穩定；降低交感神經（按：自律神經系統的一部分，負責應對壓力或危險情況），使血壓下降。

副作用

孕婦和哺乳中的婦女嚴禁使用。另外，腎臟嚴重損傷、腎功能不佳的患者，服用這種藥時也要格外謹慎。

- **ACE抑制劑（血管張力素轉化酶）**（Angiotensin-Converting Enzyme Inhibitors）

作用　經由抑制血管張力素I型（Angiotensin I）轉變成血管張力素II型（可強烈收縮血管），並減少周邊血管阻力，使血壓降低。是預防心肌梗塞復發的首選。

副作用　乾咳。極少數人會出現血管神經性水腫（Angioedema，又稱巨型蕁麻疹，急性局部反應型的黏膜皮膚水腫，是口腔科常見病）的反應。孕婦忌用。

● **利尿劑**（Diuretic）

作用　血壓對鹽分非常敏感（食鹽感受性，Salt sensitivity）。體內的鹽分一高，血壓就會上升。服用利尿劑，就可在排放尿液的同時，將體內的鈉排出，使血壓降低，亦可用來改善心臟衰竭。

副作用

如電解質異常，會引起下述症狀：

- 低血鈉症（Hyponatremia）。
- 低血鈣症（Hypocalcemia）。
- 低血鎂症（Hypomagnesemia）。

如代謝不良，則會引起下述症狀：

- 乳糖不耐症（Lactose Intolerance）。
- 高尿酸血症（Hyperuricemia，俗稱痛風）。
- 高三酸甘油脂症（Hyperlipidemia）。

此外，也有少數患者會出現光照性皮膚炎（Photodermatitis）、血小板低下（Thrombocytopenia）的狀況。

其他類型的降血壓藥

● **乙型阻斷劑（β受體阻斷藥，β受體拮抗劑、β受體阻滯劑，也包括αβ阻斷藥）**（Beta blockers）

作用

控制心肌收縮、減少從心臟輸出的血液、抑制可調節血壓功能的腎素（Renin，血管收縮素原酶）活性（有效濃度）。是一種透過抑制交感神經，而降低血壓的用藥。因治療及預防狹心症、心肌梗塞等心血管疾病所研發。

副作用

支氣管哮喘患者忌用。另外，慢性閉塞性肺病（Chronic obstructive pulmonary disease，簡稱COPD。慢性支氣管炎和肺氣腫）病患使用時應格外謹慎。若突然自行停藥，有可能會引發狹心症或高血壓。

● 甲型阻斷劑（α受體阻斷藥，α受體阻滯劑）（Alpha blockers）

作用

交感神經系統的傳達物質和血管的α受體（按：腎上腺素受體）一結合，就會導致血管收縮。此藥劑可透過α受體的阻斷，抑制血管收縮，以降低血壓。

副作用

初次使用時，可能會產生「姿勢性低血壓」（又稱直立性低血壓），包括頭暈、心悸、意識模糊等臨床現象，建議先從少量開始。

- **直接腎素拮抗劑（直接腎素抑制劑）**（Direct Renin Inhibitor，簡稱DRI）

作用
阻斷讓血壓上升的腎素活性，以降低血壓。具有持續降壓的效果。

副作用
過敏性休克（Anaphylactic Shock）、高血鈣症（Hypercalcemia）、血管浮腫、腎機能障礙。

5. 便祕、消化不良，問題可能都出在降血壓藥

不需依賴藥物，只要刺激血管的內皮細胞，多分泌一氧化氮，讓血管保持健康，血壓自然就會降低。但是，大家最常將以下這句話掛在嘴邊：「我也想停藥，但還是會害怕啊！」

患者有所顧慮，乃為人之常情。其實，我也並非要各位讀者突然就把所有的藥品都停掉，因為有些狀況確實是有服藥的必要性。此外，有些人**如果做了一分鐘降血壓操，血壓仍是居高不下的話**，也請務必尋求醫生的諮詢。

不過，絕大多數的人其實都是因為運動不足，而造成血管硬化、血壓升高。這樣的高血壓，只要透過降血壓操，刺激一氧化氮的分泌量，血壓

值多半很快就會恢復正常。

但是，很多人因為害怕自行停藥，所以都有長期服藥的習慣，反而導致身體不舒服、不正常。

在這裡，我與大家分享一個案例。

案例主角是我公司員工八十二歲的年邁父親。以下姑且稱他為A先生。A先生被診斷有高血壓，在我員工的建議下，A先生前來諮詢。

我們見面時，先前的醫生已經為他開了十一種藥。A先生是個認真的病患，每天都依醫生的指示按時服藥。但是，他告訴我，他就是覺得渾身不舒服。

因此，我請A先生暫停服用降血壓藥，並且做一分鐘降血壓操。我告訴A先生，如果血壓沒降下來，就繼續服用降血壓藥，所以A先生就很放心的開始做降血壓操。

很多人都認為，降血壓藥如果不持續服用，效果就會大打折扣。其實，並不全然如此。因為藥物是一種對症療法，所以**只在血壓高時服用，血壓穩定時不服用是沒有問題的**。

觀察了A先生一陣子，我發現A先生在沒有服用降血壓藥的狀況下，血壓值慢慢恢復正常，身體狀況也越來越好。

也就是說，A先生之所以會覺得全身不舒服，其實是因為服藥的關係。A先生的藥，光是降血壓藥就有三種。**服用這麼多的降血壓藥物**，血流狀況當然不好。**血液循環不佳，營養無法送至全身，就會懶得動**、不願意動。結果，白天運動量銳減，導致晚上也睡不好。但因為這些症狀，醫生又給A先生開了安眠藥。後來，A先生連白天也都昏昏沉沉。

若是長期服藥，視藥物的種類，部分患者會出現胃酸過多的情形。於是，除了降血壓藥之外，醫生還會給抑制胃酸分泌的藥。服用這類的藥物，容易因消化不良，而導致食慾變差；沒有食慾，東西就吃得少；東西吃得少，排便就會無力。排便無力，就會造成便祕。接著，醫生又會另外

圖 3-1　服用過多藥物的副作用

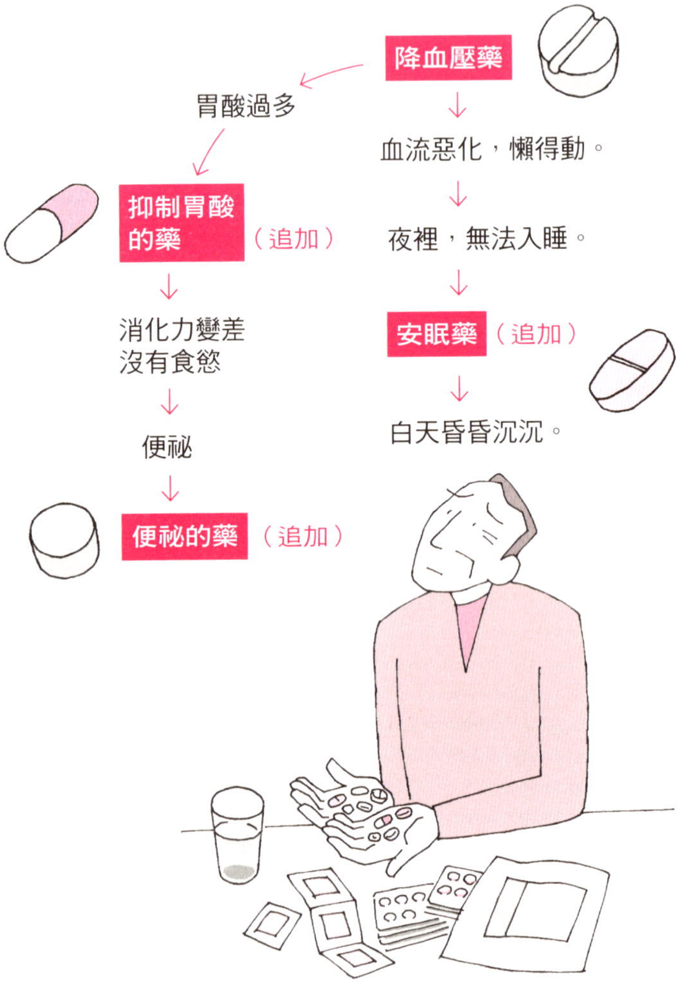

開立便祕藥。然後，就沒完沒了，每天必須吃一堆藥。

慶幸的是，A先生終於擺脫了所有的藥物。現在，不僅血液循環變好，對身體細胞和營養有良好的作用，活動力也十分旺盛，不再整日精神不濟。如此一來，自然也能建立良好的睡眠品質。而且，因為胃酸分泌恢復正常，所以食慾變好以後，也開始注重飲食均衡。有了足夠的纖維質，排便當然也就順暢了。換言之，A先生所有的毛病都痊癒了。

6. 大方給藥的醫生，你要小心

會親切聆聽患者說話，並適時說一句：「是啊，真是辛苦你了！」然後大方開立許多藥物的醫生，通常都很受患者的歡迎。但是，從藥劑師的角度來看，只說一句：「感冒只要多喝水、多休息就會好了！」的醫生，遠比前者更值得信賴。

但是，現實狀況卻是，醫生不隨便開藥的醫院門可羅雀，醫生大方開藥的醫院大排長龍。而且，所有的病患還口耳相傳：「這個醫生真好！」

若有高齡者因為藥物的惡性循環，而導致身體出現不適症狀時，大多數的人都會說：「畢竟都這把年紀了，老覺得哪裡不舒服是很正常的吧。」在第一時間將原因歸咎於「年齡」而非藥物。也就是說，我們並不會把症狀和吃藥聯想在一起。況且，醫生也都告知了：「長期服用降血

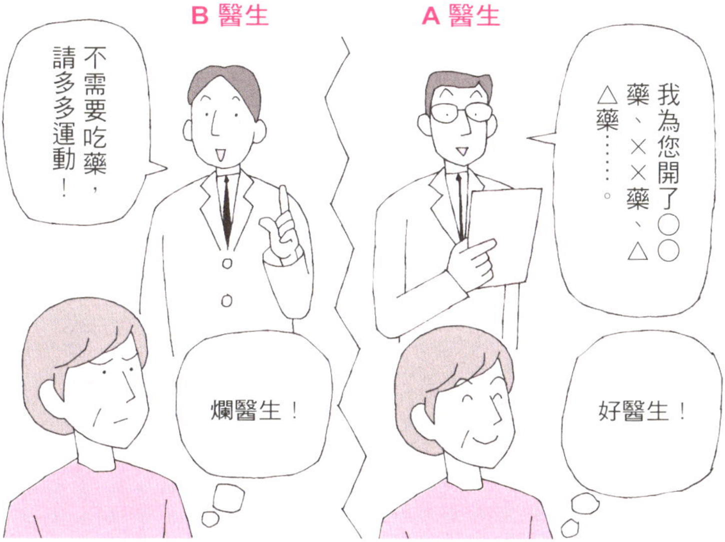
A醫生
我為您開了○○藥、××藥、△△藥……。
好醫生！
B醫生
不需要吃藥，請多多運動！
爛醫生！

壓的藥不會有問題。」但是，**如果從藥劑師的立場來說，沒有任何一種藥是要服用一輩子的。**

高血壓性疾病的死亡率很高，但是，到底是先有蛋還是先有雞，我們必須先弄清楚。亦即，是因其他疾病造成的續發性高血壓（按：由於體內某部分的異常，所引起之血壓上升之情況，最常見為腎疾病、內分泌、心血管疾病），還是**原發性高血壓**（按：約九〇%高血壓患者屬於此種，病因不明，雖無法根治，卻可以用藥物控制）。因為，即便都有血管硬化、肌肉僵硬的症狀，也有可能是因高血壓合併症所引起的。然而，大半的醫生卻只靠藥物把血壓數值降到正常值就停止追蹤病因，患者的病情當然也就無法根治。況且，並沒有任何數據或資料顯示，長期服用降血壓藥就能延長壽命。

7. 連醫生自己都不清楚的藥物副作用

這一章，我已經針對服用降血壓藥的諸多危險性以及副作用，做了詳細的說明。

當然，血壓突然飆高是非常危險的，但若是隨著年齡升高的慢性高血壓，就不需要這麼恐懼，只要及時發現，就能有效預防及治療。這類型的血管硬化，通常是因為運動不足。因此，只要藉由適當的運動，刺激內皮細胞，大量分泌一氧化氮，讓血管柔軟保持彈性即可。

但是，許多人都說：「停藥後如果昏倒了，怎麼辦？」事實上，如果你問醫生：「我的血壓已經降下來了，是不是可以停藥了？」大部分的醫生都會說：「你是因為服藥，血壓才正常，如果一停藥血壓又會升高。」而不建議停藥。

不過，醫生和藥劑師不一樣。對於藥物的副作用，並不是醫生的鑽研領域，因此，包括：「藥物成分中有什麼樣的毒性？」、「會對哪些臟器造成哪些損傷？」仍須特別探討學習。換言之，開處方藥的醫生，極有可能對藥物的副作用並非完全了解。因此，如果你對「服用這種藥是否沒問題有所疑慮」，建議可找真正了解藥物、有證照的專業藥劑師諮詢。

第4章

錯誤的血壓知識，都在倒地後才知道

許多坊間流傳的血壓知識，其實很多都是缺乏根據，或是已經過時的資訊。本章將介紹正確的血壓知識，帶領各位讀者，重啟身體的自癒力，並靠自己的力量降低血壓。

1. 你的年齡加上九〇，都屬正常值

一般來說，收縮壓超過一四〇mmHg、舒張壓超過九〇mmHg，就達到高血壓的標準；但根據日本高血壓學會的「高血壓防治指南」，如果**最高血壓**（收縮壓）為**一三〇至一三九**mmHg、**最低血壓**（舒張壓）為**八五至八九**mmHg，就會被視為是「**高血壓前期**」（正常但偏高的血壓）。也就是說，這類人是高血壓的危險族群。（按：根據臺灣衛生福利部國民健康局新修訂的「高血壓防治手冊」，增列了高血壓前期定義，只要收縮壓一二〇至一三九mmHg、舒張壓八〇至八九mmHg，就算是高血壓危險群。建議應規律運動、養成健康飲食型態與習慣。）

如果超過上述的數值，如下頁表4-1所示，又可分為：「第一期高血壓」（輕度高血壓）、「第二期高血壓」（中度高血壓）、「第三期高

圖 4-1　日本血壓的分類及三期的數值

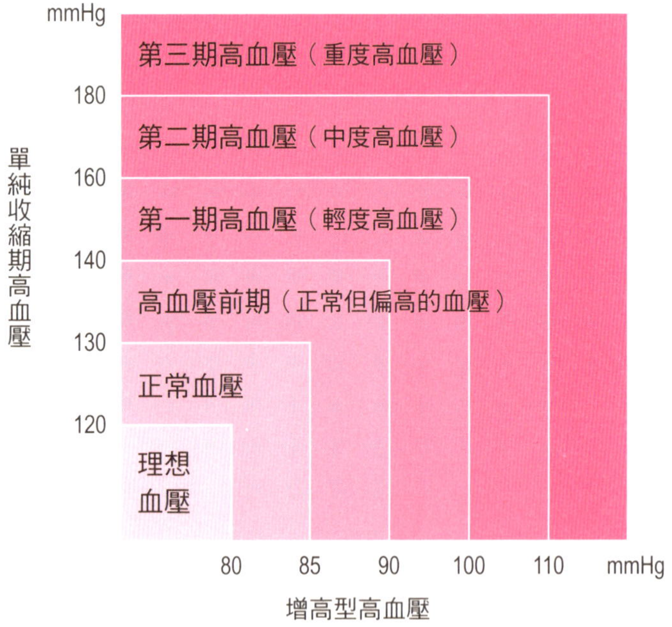

高血壓

- 收縮期血壓（Systolic Blood Pressure，收縮壓，最高血壓，高壓）高於 140mmHg。
- 舒張期血壓（Diastolic Blood Pressure，舒張壓，最低血壓，低壓）高於 90mmHg。

血壓」（重度高血壓）、「單純收縮期高血壓」（按：收縮壓高於一四○mmHg，舒張壓低於九○mmHg〔亦即脈壓差超過五○mmHg〕，一般多見於血管失去彈性的老年人）。

總而言之，只要超過以上的數值，不論是胖是瘦、是高是矮，全都被視為高血壓（臺灣相關數值請參表4-2）。然後，醫生就會說：「血壓不降下來很危險！」而開立處方箋。這就是高血壓的現況。

那麼，超過一四○／九○mmHg的人，真的就會覺得不舒服嗎？

表4-2 臺灣高血壓的三期數值

類別	收縮壓（毫米汞柱）	舒張壓（毫米汞柱）
正常	＜120	＜80
高血壓前期	120～139	80～89
第一期高血壓	140～159	90～99
第二期高血壓	160～179	100～109
第三期高血壓	≧180	≧110

我想被診斷為高血壓的人，幾乎都會回答「不知道」。以我來說，血壓的平均值是收縮壓一四八mmHg、舒張壓九四mmHg，但是我很健康，也不需要吃藥。其實，這本來就是理所當然的，只是現在的高血壓設定值普遍較為謹慎（按：作者強調血壓數值之外，應當確切了解患者本身的身體狀況，而不是過度依賴降血壓藥）。

以前「年齡＋九〇」都算正常，現在？管你這些……

那麼，為什麼高血壓的設定值要下修？

說實話，以前高血壓的設定值並不像現在這般嚴格。一九六〇年代後半，根據日本各大醫學院廣為使用的教科書《內科診斷學》，計算日本人年齡別平均血壓的公式為「**最高血壓＝年齡＋九〇**」。也就是說，如果今年六十歲的人，就是六〇＋九〇，最高血壓如果在一五〇mmHg以下，就會被**視為是正常血壓**。如果是七十歲，則是一六〇mmHg以下；如果是八十歲，一七〇mmHg以下就算是正常的。

但是，一九九九年WHO（World Health Organization，世界衛生組織）和ISH（International Society of Hypertension，國際高血壓協會），將高血壓定義為「一四〇／九〇mmHg」。於是，日本高血壓學會也在二〇〇〇年跟進，將「一四〇／九〇mmHg以上」視為高血壓，並將慢性病患者（按：心血管疾病、慢性腎臟病、糖尿病、腦中風等）的目標數值下修為「一三〇／八五mmHg」。

而且，在當時，依年齡別，其設定值皆有調幅，七十多歲人的最高血壓是一五〇至一六〇mmHg，八十多歲是一六〇至一七〇mmHg。但是到了二〇〇三年，日本高血壓學會也廢除了年齡別的數值（按：目前尚無研究可以證明年齡越大，血壓標準也能放寬）。因此，不管幾歲，只要血壓在一四〇／九〇mmHg以上，一律都可開立降血壓藥。

數字得拿出科學根據

二〇一四年，日本健檢學會（Japan Society Of Ningen Dock）根據「健檢基本檢查的最新基準範圍」，將健康男女的血壓上限值定為，最高血壓一四七mmHg、最低血壓九四mmHg。於是，媒體便以「高血壓標準放寬」大肆報導。不過，日本高血壓學會對此提出強烈反駁，認為這個數值並無可信的科學根據。

但是，之後又有研究指出，血壓降低太多對身體未必健康，所以在同年的二〇一四年，日本高血壓學會又把青壯年層的血壓標準，從一三〇／八五上修為一四〇／九〇mmHg（按：根據美國心臟協會於二〇一七年十一月發布，將高血壓標準值重新定義為「一三〇／八〇mmHg」）。

儘管如此，這個目標值或許仍待商榷。更傷腦筋的是，數值拉高之後，大多數的醫生還是沿用之前的標準，收縮壓只要超過一三〇mmHg就認定是高血壓，因而給予病患降血壓藥。

當血壓變高時，我希望大家不要「因為醫生說我得了高血壓」就直接吃藥，而是要**設法運動並改善生活習慣，先努力靠自己的力量降低血壓**。做了各種努力之後，血壓仍居高不下時再服藥即可。

2. 脈壓差大於六〇，心臟機能可能異常

「雖然收縮壓一二〇mmHg是正常的，但是舒張壓超過九〇mmHg，血壓還是偏高啊！」大家是不是經常聽到這句話？

各醫事機構或醫事人員大都認為，除了收縮壓以外，**舒張壓偏高反而更危險**。不過，我想告訴大家的是，**現在並沒有單獨降低舒張壓的藥物**。因此，這類人如果服用降血壓藥，同時也會在一定程度上降低（可能已經正常的）收縮壓。這是十分危險的。

我們常說，最低血壓會偏高，是因為末梢血管的血液循環不好。不過我認為，**測量出來的最低血壓之所以會偏高，幾乎都是因為血壓計使用的方法不正確所造成的**。雖然血壓計附有使用說明書，但是因為字很小、說明又冗長，少有人會仔細閱讀。因此，常常不是**臂帶纏得過緊**，就是**臂帶**

中心處未和心臟保持在同一高度，所以每次測量都會出現不同的數值。

換句話說，因為舒張壓偏高，而準備就醫之前，請務必再詳細閱讀說明書，並且以正確的測量方式來量血壓。

脈壓差過大或過小，皆是警訊

還有，也有人非常在意收縮壓和舒張壓之間的差距。譬如，如果認為一二〇／九〇mmHg差距小；相反的，一五〇／八〇mmHg就是差距大，然後這時就會開始擔心身體是不是有什麼問題。

當然，收縮壓和舒張血壓的差距會因人而異。年輕時，因為心臟這顆幫浦強而有力，差距通常比較小。但是，年紀超過六十歲以上的人，因為收縮壓會上升，差距也就隨之拉大。所以，大家其實不需過於緊張（按：關於收縮壓和舒張壓兩者差距的說明，請參見下頁）。

收縮壓和舒張壓之間的差值，我們稱之為「脈壓差」（pulse pressure）。亦即，最高血壓減去最低血壓的數值。就我個人的經驗法則來說，**如果這個數值落在四〇至六〇之間，就不需要特別擔心**。即使脈壓差過小，只要收縮血壓在正常範圍之內、身體並無不適，就不必過於在意（按：收縮壓正常，舒張壓偏高〔脈壓差很近〕，多半是工作勞累壓力大，周圍血管阻力增高所致，是高血壓疾病的早期表現；小於二〇mmHg，稱為脈壓減小，多見於高血壓早期病人，心絞痛、中風等疾病）。

但是，如果脈壓差始終起伏不定時，建議仍須到醫院測量血壓。尤其當**脈壓差大於六〇**時，可能就需要盡速就醫檢查，確認是否**心臟機能出現異常**。

只不過，大多數的狀況是因為血壓計的不當使用所造成的。因此，就醫之前，我還是希望大家能夠再次詳讀血壓計的說明書，並正確測量血壓。

3. 高血壓不可怕，短暫驟升才危險

對高血壓不必過度恐懼，還有另一項原因就是「血壓的個性」。人有高矮胖瘦，血壓值當然也會因人而異。

有些人收縮壓一四〇mmHg，卻沒有任何不適；也有人收縮壓永遠都是九〇mmHg。換言之，血壓也是有個性的。所以，我們並不一定得完全拘泥於一四〇以上就是高血壓這套公式，而是須視個人當下的狀況，來評估身體（按：若數值超過血壓標準值，建議尋求醫師諮商及注意控制，才可降低血管相關的合併症）。

之前，我的上一本著作《免吃藥！五分鐘降血壓健康操》的讀者，發了一封郵件給我。裡面寫道：「我一吃藥血壓就降低，但是沒多久又上升，所以我在想，莫非服藥之前的血壓值，對我而言才是正常值？我的血壓之所以會再上升，難道是因為我的身體想回到原本的狀態？」看到這幾句話時，我忍不住頻頻點頭，因為這位讀者說得不無道理——**不是藥物沒效，而是你根本就擁有可以恢復原本機能的健康身體**。

據說在雪梨奧運女子馬拉松一舉奪金的高橋尚子，她的心跳次數是三十次上下，比一般人的六十至七十五次還要低上許多。心跳次數少，血壓當然就低，但這就是血壓本身的個性。而高橋選手之所以能締造佳績，其實是因為運動選手的心肺能力強大，心臟的收縮很有力，能將血量及氧氣大量輸出。因此，我們只要培養每天運動的習慣，增加一氧化氮的分泌量，或許就能夠像高橋選手一樣，擁有良好的心血管功能。

血壓的數值不只因人而異，就算是同一個人，血壓也會時常變動。

從事激烈運動時，因為肌肉和腦需要大量的氧，心臟會加快收縮的力道和速度，將新鮮的血液輸送至全身。因此，當我們處於緊張、不安及壓力狀態、大腦將之判斷為危險狀況時，就會對心臟下達送出更多氧氣的指示。也就是說，為了維持最佳狀態，我們的身體會適當的讓血壓升高、降低。

血壓忽高忽低？搞清楚原因就不怕

因此，即便是一點狀況，血壓也會大幅變動。舉例來說，放鬆時測量到的數值是一二〇mmHg，但只要爬二、三十個階梯，血壓馬上就會升高至約一四〇mmHg；綠燈開始閃爍，用小跑步的方式過馬路時，人的血壓也會一口氣上升約三〇mmHg。這是因為，大腦會在瞬間，發出將血液送至全身的訊息，否則細胞就會因為氧氣不足、營養不足而死亡。

在醫院測量血壓時也是如此。醫院畢竟是公共場合，多少會令人緊張，然而只要稍微緊張一點，就會導致血壓升高；甚至，有些人一看到穿白袍的醫生或護理師，血壓就會升高。因此，在這種狀況測量血壓，就很容易被誤判為高血壓（按：每到醫院門診量血壓，數字就會偏高，回家測量卻正常；由心理因素造成的高血壓，又稱白袍高血壓）。

還有另一項名詞叫「血壓驟升」（surge），也是患者的常見問題。有些人的血壓雖然平常都很正常，卻會突然飆高。我再強調一次——**血壓並非固定的數值**。早上因為要應付接下來的活動，血壓會上升是正常的，而晚上因為要休息，血壓自然就會降低。人類的身體會配合當下的狀況做調整。

但是，有人卻危言聳聽，用「血壓驟升」這個話題，讓人們對這種理所當然的自然現象產生恐懼。請大家不要被這種話題給混淆了（按：情緒激動、過度疲勞、吸菸酗酒都會導致血壓驟升，增加心血管死亡風險，另外也有其他意外誘因：用力排便、氣溫驟降、藥物因素等。關於血壓急速升高相關說明，請參見第一二七頁）。

血壓短暫飆高，怎麼辦？

另外，因為隨著年齡的增長，肌肉會流失、血管會硬化，所以比起年輕的時候，血壓自然就會攀升。如果是這種情形，只要透過前面介紹的一分鐘降血壓操，刺激一氧化氮的分泌量，就可大幅改善。也就是說，如果血壓是漸進式的升高，就不需要太擔心。

只是，由於大多數的人都沒有每天測量血壓的習慣，所以有些人久久測量一次，一看到血壓值比上一次高出許多，就慌慌張張的跑到醫院。結果，就因為醫生一句「我開藥給你吧！」而成了一輩子的藥罐子。

其實，血壓數值會隨著年齡增長持續往上升是一種自然現象，不須過度擔心。**大家該害怕的，不是漸進式的血壓升高，而是急遽飆高的數值。**因為這種數值極有可能就是，**提醒腦部、心血管**的某處或許**潛藏著某種重大疾病**的警訊。

「血壓一高就會招來重大疾病！」這是醫生經常說的一句話。但是，這是不對的。更正確的說，**不是因為血壓高而生病，而是因為生病才造成血壓高**。就誠如前文所述，人的血壓之所以會持續上升，大都是因為年齡增長、血管硬化、血流惡化所造成，因此，只要透過規律的運動，就能讓血管軟化（這也是慢性高血壓的常見症狀）。

面對高血壓患者，醫生本該先確認患者是否有因為重大疾病，而導致血壓升高的現象。亦即，醫生得先運用自己的醫療知識和經驗，幫患者找出罹患高血壓的根本原因。這是醫生的首要分內工作。但現實的狀況卻是，許多醫生只看數值，就斷定患者罹患高血壓，然後開立處方藥就結束了。這根本稱不上治療。

接下來，我想談一談血壓急速升高時，如何判斷其危險性。

4. 六大症狀出現，請盡快就醫

前面我已提過，隨著年齡持續升高的慢性高血壓，並不那麼可怕。但是，高血壓畢竟是告知身體某處潛藏疾病的警訊，如果我們不及時找出病痛原因、只靠藥物降低血壓，就等於是錯失重要的警訊。屆時病情若惡化可就後悔莫及。

因此，看醫生之前，建議最好先對高血壓有基本的了解。符合以下狀態的人，就表示你的高血壓跡象已是一種危險的警訊。請務必盡快就醫。

- **血壓急遽上升**

平常都是一三〇mmHg左右，突然升高到一六〇、一七〇mmHg，就有可能是腦部、心臟或血管某處，有血栓或腫瘤阻礙了血流的流通。這時必須檢查心臟或腦部，所以最好到醫院去一趟。

●口齒不清

「腦梗塞」是因腦部的血管有血栓所造成的。有血栓，血流會受阻，血壓也會跟著上升。因此，除了高血壓之外，請一併檢查是否還有以下的**腦梗塞初期症狀**（前兆）。

□口齒不清、口部動作不靈活（口吃、流口水等）。
□說不出話。
□嘴巴無法閉合。
□半邊臉麻痺或半邊臉歪斜。
□一邊手腳使不上力，或一邊手腳麻痺。
□兩眼的視野中，右或左半側都看不到（偏盲，hemianopia）。

□視野變狹小。

□看東西會出現二、三道影子。

□無法順利把字寫出來。

以上所列舉的都是腦梗塞的初期症狀。**腦梗塞**是暫時性腦缺血發作（Transient Ischemic Attack，簡稱ＴＩＡ），也就是我們俗稱的「小中風」。簡單說，就是腦內血流狀況一時惡化所引起的突發症狀。不過，**只要血栓一溶化，症狀就會緩解，血壓也會恢復正常**，所以許多患者起初大都不以為意。事實上，雖然症狀一開始只會出現二、三十分鐘，或是在二十四小時之內消失，但出現過初期症狀的人，有五〇％的人會在**四十八小時內**、有一五％至二〇％的人會在**三個月之內復發**。

此外，血壓越高，腦梗塞的發病率越大，而且曾經發生過腦梗塞的人，其復發率也相當高。要避免這種風險，平日一定要確實控制血壓。

除了腦梗塞之外，因為腦內血管破裂的「腦出血」、出血性中風的「蜘網膜下腔出血」（Subarachnoid hemorrhage，簡稱ＳＡＨ，大腦和顱骨之間一層半透明膜出血），上述疾病也會導致血壓突然升高，一定要格外小心。

●麻痺

高血壓發作時，也要高度懷疑是否與心臟病有關。以下是可能發生的相關疾病。

・心臟瓣膜機能異常的「瓣膜性心臟病」（按：會出現氣喘、無力、胸痛、下肢水腫、肺水腫等症狀）。

・因為心律不整，使血液積存於心臟、形成血塊；或是大動脈內的血栓剝落、流出，導致手腳的末稍動脈阻塞所造成的「栓塞症」。血液一旦栓塞，就會造成手腳麻痺、疼痛、冰冷。

喘不過氣、頭昏腦脹

高血壓容易伴隨心悸、呼吸困難、胸痛、頭暈等症狀。其中，如果是心悸和呼吸困難的話，就有可能是心律不整、狹心症、心肌梗塞等心臟方面的疾病。若有任何不適症狀，請務必盡快就醫。

浮腫

若出現腳部浮腫，則可能與腎臟異常有關。

腎臟是調整人體血液量的器官，就像自來水的水龍頭，如果水壓（血壓）高，水龍頭就會排放大量的水（尿液），讓水壓（血壓）恢復正常；反之，如果腎臟機能衰退，過濾機能也會衰退。因為水龍頭的管徑變細，就必須用更高的水壓排放水（送出血液），所以血壓就會升高。

因此，若有眼皮浮腫、襪頭痕跡久久不消、鞋子突然穿不下等浮腫現象，建議盡快尋求醫生諮詢。

腎臟機能衰退的疾病，最常見的有「慢性腎小球腎炎」（Chronic Glomerulonephritis，簡稱慢性腎炎）、「腎功能衰竭」（renal failure，簡稱腎衰竭）。若有合併發生高血壓，請檢查是否有以下症狀。

□尿色混濁、尿有泡泡（蛋白尿）（按：指每一天尿中的蛋白量超過一百五十毫克）。

□尿色為濃茶色（血尿）。

□頻尿。

● 被說「氣色不好」

生過大病的人最常說的一句話就是：「難怪，我就是一直覺得好累，總覺得哪裡不對勁！」當我們這樣說的時候，其實就表示自己已經察覺到身體上的變化。而能否機敏的意識到這些訊號，則關係著個人未來命運的走向。如果不想變成一輩子的藥罐子，就不該動輒歸咎於年紀，而是一發現任何異常訊號，就要馬上採取行動、查明原因。

但是，很多人雖然接收到了訊號，卻因為一個念頭：「最近太忙了，等工作告一段落再去醫院。」而就此錯過治療黃金期。

這時，周遭人的意見就是很好的警訊：「你怎麼了？臉色好難看！」、「你是不是太累了？」如果同時有好幾個人都這麼說，就是你必須認真面對自己身體的時候，千萬不要猶豫，應盡快就醫。

以上，就是我針對如何辨別較具危險性的高血壓所做的歸納整理。

不過，在絕大多數患者中，多半沒有腦部、心臟、腎臟方面的疾病。像這種病因不明的高血壓，也就是「原發性高血壓」，在日本就占了九〇％（按：請見第一〇六頁，在臺灣亦占同樣比例）。從這個事實我們就知道，絕大多數的人都是靠藥物降血壓。

5. 藥的副作用：增加失智症機率

很多人都認為，一旦開始服用降血壓藥，就必須吃一輩子，但各位讀者難道不想試試看，不吃藥、靠自己的力量降血壓嗎？

事實上，開立降血壓藥的醫生，都會向患者再三強調「如果停藥，血壓又會上升」，所以必須一直吃藥。除此之外，醫師們還會說：「降血壓藥沒有副作用，長期服用是沒有問題的。」但是，若從藥劑師的立場來看，這是無稽之談。因為，世上所有的藥物都有副作用。

在前文我已說明過，長期服用高血壓藥的人，血流會惡化，導致血液無法將營養輸送至全身，因而使人走起路來搖搖晃晃、全身倦怠。很多人就是因為沒有力氣活動，所以才整天足不出戶。而這個過程，可能就是提高失智症風險的原因之一。

除上述症狀外，還可能有胃不舒服、失眠、便祕等其他症狀。服用降血壓藥之前，明明身體沒有不適，卻因為過於嚴苛的基準值，而被診斷為高血壓；結果，在開始服用其實並不需要的降血壓藥之後，反而渾身不對勁——我想應該沒有人會想這樣吧！

請試著停藥吧！即使血壓因此而上升，只要數值在標準範圍上下，不妨試著慢慢減藥（按：建議仍須尋求專業醫師判斷）。

降血壓，得先減鹽？

大家都知道要避免高血壓，必須控制日常飲食。其中，最簡單、大多數的人都可以做到的，就是「減鹽」（採低鈉飲食）。

但是，「鹽分攝取過多，血壓會升高」的說法，其實並不全然正確。因為，事實上，我們並不會攝取到那麼多的鹽分。

請各位想想看。就算我們想喝海水，就真的吞得下去嗎？海水那麼鹹，我們一定會反射性的吐出來。

也就是說，就算我們攝取了高濃度的鹽分，體內的味覺受器一感應到「這種鹹度對身體有害」，大腦就會發出「ＳＴＯＰ」的指令。譬如，吃完一整袋洋芋片時，我們就會覺得口渴而暫停。這時，我們會飲用大量的水，以降低體內鹽分的濃度（按：含鈉量）。

味道太濃、太甜的食物或飲料也是如此。只要對身體不好，大腦就會發出停止，或是攝取大量水分的指令。

人的身體真的很聰明，有抑制鹽分攝取的自動機制。因此，每天為了降血壓而減鹽，甚至食之無味，這並非唯一的做法（按：雖然多喝水可排出鈉，但仍須避免攝取過多的鹽分，因為過濾水分的功能若不足，血壓一樣會飆高。而且排尿時，還可能順帶排出鈣與鉀）。

6. 膽固醇過低，抑制細胞再生

另外一個被視為高血壓幫凶的，就是膽固醇。其中，被當成大壞蛋的，就是「**低密度膽固醇**」（low-density lipoprotein，簡稱LDL）。低密度膽固醇容易困在血管內壁被氧化，形成粥狀動脈硬化（Atherosclerosis，血管內壁的瘤，油脂或纖維沉積物在血管內壁積聚成斑塊）。

因此，最近有人大聲呼籲，為了健康要減少膽固醇（按：針對遺傳性高血壓患者，因遺傳基因變異，影響膽固醇的代謝，須積極控制膽固醇的攝取）。但是，大家知道嗎？大壞蛋膽固醇，其中有三分之二是由肝臟所製造。因為膽固醇是身體刻意合成的，所以它非但不是壞傢伙，還是非常重要的物質。

現在，我就為大家介紹膽固醇的三項作用。

①膽固醇是每個細胞製造細胞膜所需的原料。因此，如果沒有膽固醇的話，細胞就無法分裂、製造新的細胞。

②膽固醇是合成性荷爾蒙、副腎皮質荷爾蒙（如糖皮質激素，是由腎上腺皮質分泌的類固醇激素之一，俗稱「類固醇」）等不可或缺的原料。

③當陽光晒到皮膚時，膽固醇會轉化成維他命D，調節體內鈣平衡、促進鈣質吸收，使骨骼強健、避免骨質疏鬆。

換句話說，人如果沒有膽固醇就會無法生存。七〇％至八〇％的膽固醇都是在肝臟中製造的，其他則是從日常膳食來攝取。

如果我們吃了含有大量膽固醇的食物，肝臟就會抑制膽固醇的吸收，或是將多餘的膽固醇運回肝臟。因此，只要規律運動、消耗卡路里，從膳食中攝取的膽固醇，多半不會反映在膽固醇數值上（按：由慢性病併發的高血壓，大都因高鈉及膽固醇所引起，仍須適量控制）。

鹽分和糖的攝取也是如此。如果攝取的分量會危害到身體，我們就會自動停止進食，或是因為覺得口渴而透過飲用水分來稀釋。也就是說，我們身體有維持平衡的感應器。只要感應器察覺任何的不對勁，身體就會開始調整，避免攝取過量。膽固醇也是如此。若在飲食上的攝取過量時，肝臟就會調整，以抑制膽固醇的合成。

雖然，已有動脈硬化相關研究發現，膽固醇確實堆積在血管壁內層，但這其實是一種結果論。此外，也有人認為，或許是因為血管硬化，所以膽固醇自然聚集在想要修復的血管壁內；甚至也有人認為高血壓、動脈硬化未必和膽固醇有關。

降膽固醇的藥，最好不要吃

我利用抽血檢查，做了一項膽固醇實驗。

既然膽固醇具有修復細胞的作用，那麼透過激烈的訓練破壞肌肉纖維時，血液中的膽固醇值應該就會大幅增加，以促進肌肉再生的循環。基於這種想法，我在體檢的前一天，就先做了**激烈的肌耐力訓練**，**然後**再去做抽血檢查。結果，果然如我所推測的，**膽固醇數值異常的高**。這讓我再次對人類身體的奧妙嘆為觀止，我們身體的細胞再生機制竟如此驚人。

因為上回抽血檢查時，我的膽固醇數值是正常的。所以這次會大幅上升，很明顯就是受到了肌耐力訓練的影響。但是，負責評估檢查結果的醫生卻對我說：「你的膽固醇很高耶！你不是不菸不酒嗎？那一定是運動不足了！」

由此可見，因為醫生說膽固醇高，就輕易服藥是非常危險的。因為**降**

膽固醇的藥會抑制肝臟合成膽固醇，這等同於抑制全身細胞的再生，甚至會危及荷爾蒙的分泌和骨骼的強健。事實上，就連嬰兒所喝的母乳，其中二五％的成分也是膽固醇。換言之，嬰兒要活下去，這些膽固醇不可或缺。

關於膽固醇有害健康的說法，從二〇〇五年開始，已經有越來越多的人抱持懷疑的看法。後來，日本厚生勞動省在二〇一五年，也取消了膳食膽固醇的攝取上限（按：根據美國飲食新指南，取消了原本一天應低於三百毫克的膽固醇的攝取上限；關於膽固醇攝取量，至今仍爭議不斷）。為了自己身體的健康，我建議各位讀者仍應適量攝取膽固醇，並不是越低就能降血壓。

7. 高血壓原因之一：肌肉少

其他，還有關許多高血壓的錯誤知識。譬如，高血壓和體型有關。各位，提到高血壓，你是不是認為肥胖的人比纖瘦的人，更容易罹患高血壓？但是，事實上，纖瘦的女性**因為肌肉量過少**，有不少人都患有高血壓。

其實，具有幫浦機能、將血液輸送至全身並非只有心臟，要將血液送至手腳末端，還必須借助肌肉收縮的力量。

因此，纖瘦、肌肉量少的人，肌肉幫浦的力量較弱，對心臟造成的負荷也就會增加。換言之，心臟必須更用力的將血液送出去。結果，血壓就升高了。

歸根究柢，不論是胖子還是瘦子，血壓會升高的原因其實都一樣，都是因為肌肉少的緣故，所以高血壓和外觀的胖瘦無關。

更年期的高血壓，這樣有解

女性到了更年期，血壓就會升高，這是因為荷爾蒙的關係。

女性的荷爾蒙有兩種，一種是讓女性陰道出血、月經到來的雌激素（estrogen，主要由卵巢分泌，少量由肝、腎上腺皮質及乳房分泌），一種是提高受孕機率的黃體素（progesterone，助孕素。女性體內的主要孕激素，由女性的卵巢分泌）。月經週期是二十五至三十八天，雌激素在月經週期的任何時間都會分泌，只是量多量少而已，但黃體素只有在女性排卵後才分泌。

此外，女性荷爾蒙也和體溫有密切關係。雌激素的分泌量增加時，身體的體溫會進入低溫期；黃體素的分泌量增加時，則會進入高溫期。若是懷孕，因體內的黃體素會繼續分泌，本來應該下降的體溫就會持續升溫。所以，從體溫的升高，我們就可得知這個人懷孕了。

另外，**雌激素**還具有**擴張血管，讓血管柔軟**的作用。

大多數的女性在五十歲前後就會「停經」。停經前後五年，大約是十年的時間，我們稱之為「更年期」。

而這段期間就是身體適應雌激素分泌量減少的過渡期間。在身體習慣這種變化之前，除了容易導致自律神經失調之外，還會產生各種不適的症狀。

其中，最具代表性的就是熱潮紅（hot flash，患者會突然感到身體一陣發熱，而且皮膚會逐漸出現潮紅的現象）。這種症狀是因為**缺乏雌激素**，而**導致自律神經失調**。更年期血壓之所以會升高，就是因為血流會一下子變得很強。因此，只要身體習慣荷爾蒙分泌量減少的狀態，熱潮紅的症狀就會消失，血壓也會恢復正常。

現在，我就為大家介紹可以有效舒緩更年期症候群的三個穴道。詳細的做法請參考第五章說明。

- 調養脾胃，舒緩腸胃不適、消化不良等各種症狀→內關穴（第一七二頁）。
- 穩定自律神經→合谷穴（第一七四頁）。
- 舒緩壓力和焦躁→勞宮穴（第一七六頁）。

停經後的血壓升高，與雌激素減少有關

換言之，更年期最大的問題不是血壓，而是因為「停經」所導致的**雌激素分泌量減少**。

雌激素對女性而言，是一種好處多多的荷爾蒙。它除了可以使子宮內

膜增生，為懷孕做準備之外，還可以讓肌膚、頭髮亮麗有光澤，讓骨骼更健壯。不僅如此，雌激素還可以增加一氧化氮的分泌量。這也是我反覆提及的——一氧化氮是讓血管回春的重要物質。

停經，因為雌激素的分泌量會銳減，身體狀況當然就會層出不窮。此外，也有論文指出，停經後的女性，不但肌膚、頭髮會失去光澤，心肌梗塞的併發率也會隨之提高。

於前文，我已經提過，因為更年期的自律神經失調，所導致的暫時性高血壓，不須太過擔心。但是停經後，血流的確會因為肌肉量流失，而變得不順暢，甚至增加罹患慢性高血壓的風險。當然，一氧化氮的分泌量也會跟著減少。因此，停經後的婦女，不妨勤做一分鐘降血壓操，來補充流失的肌肉量和減少的一氧化氮。

「月經」是每個月告知女性身體狀況的信號。如果身體有哪裡不舒服或過度疲勞時，身體就會因為修復作用，而以停經的方式傳達訊息。但是，一旦停經，這種信號就會消失。

如此一來，我們就很難察覺身體的異常狀況。所以，我希望停經的婦女朋友們，能夠勤做一分鐘降血壓操，並養成每日測量血壓的好習慣。

第5章

飲食、睡眠、按摩，清血效果加倍

除了透過一分鐘降血壓操，增加一氧化氮的分泌量，如果還能養成良好的生活習慣，降血壓的成效會更顯著。因此，在第五章，我將為大家介紹飲食、睡眠、按摩各方面，有助於降低血壓的生活習慣。

飲食1

攝取蛋白質，補充紅肉、魚、蛋

透過一分鐘降血壓操，即可有效增加一氧化氮的分泌量。但是，若要提高運動的效果，仍須經由飲食，攝取會產生一氧化氮的食物。

那麼，什麼樣的原料會產生一氧化氮？因為一氧化氮是氮的化合物，而氮是構成蛋白質的主要元素，所以要增加一氧化氮的分泌量，就必須充分**攝取蛋白質**（如下頁圖5-1所示，多攝取紅肉、魚、乳製品、蛋）。

蛋白質除了具有輔助幫浦的作用，也是合成將血液送至末梢血管的肌肉的重要原料。因此，縱使透過降血壓操來增加肌肉量，如果蛋白質的攝取量不足，效果仍會減半。此外，為了追求健康，**刻意不吃肉、只吃蔬菜水果，也是罹患高血壓的原因之一**（按：攝取蛋白質不足）。

圖 5-1　蛋白質的正確攝取

會產生一氧化氮的蛋白質

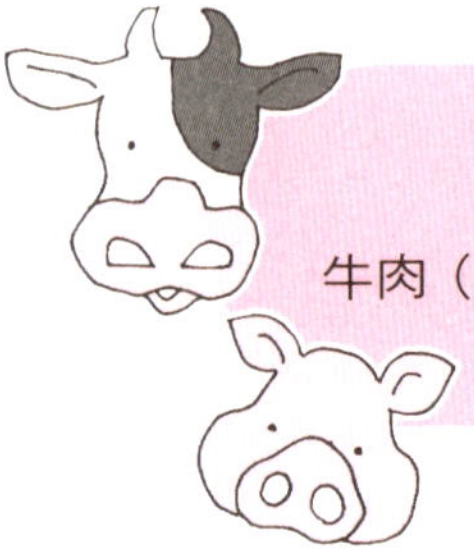

紅肉

牛肉（腓力、里脊肉，肉質最柔軟的部分，幾乎沒有油脂）、豬肉、羔羊肉、馬肉

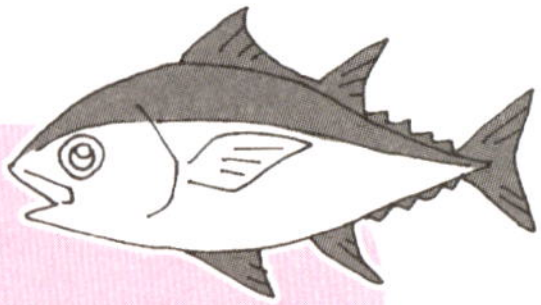

魚

鮪魚、鰹魚、鮭魚

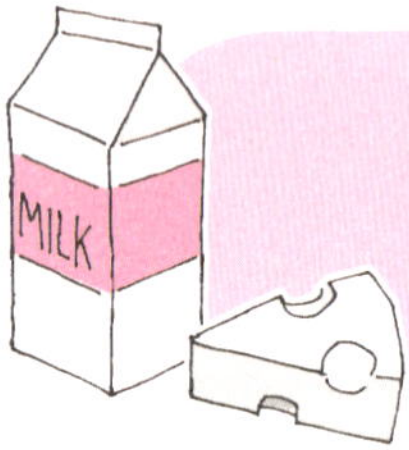

乳製品

牛奶、優酪乳、起司

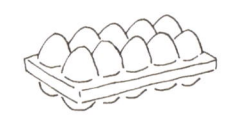

蛋

飲食2

普林是個好東西，豆芽、海帶芽可多吃

和一氧化氮一樣，普林（purine，嘌呤）也含有氮（有四個氮原子）。許多啤酒電視廣告，都會標榜「零普林」。這是因為大家一看到普林，就會聯想到惡名昭彰的痛風。但是，真的是如此嗎？為了替普林挽回聲譽，我的說明如下。

人體中有六十兆個細胞，每個細胞都有DNA（去氧核醣核酸，Deoxyribonucleic Acid，簡稱DNA）的遺傳密碼。DNA是由腺嘌呤（Adenine）、鳥嘌呤（Guanine）、胞嘧啶（Cytosine）、胸腺嘧啶（Thymine）四種物質所構成。因為排列組合都不一樣，所以世上絕對沒有一模一樣的人。

其中，腺嘌呤和鳥嘌呤就是普林。換言之，**生物所擁有的DNA，有一半是普林構成的**。因此，普林非但不是壞東西，還是人體非常重要的物質。反過來說，如果製造普林的原料沒有進入人體內，人就會因為細胞無法分裂而迅速老化。

一百毫升的啤酒所含的普林不到**八毫克**，一百公克的**豆芽**所含的普林是**四十五毫克**；一百公克的**海帶芽**所含的普林，則是**兩百六十二毫克**。

如何？豆芽的普林是啤酒的五倍，海帶芽的普林是啤酒的三十倍。但是，我們吃豆芽、海帶芽會痛風嗎？從這個事實可得知，攝取普林含量多的食物，並不會造成痛風（按：每天盡量不超過四百毫克）。

雖然稍微偏離了血壓的主題，不過，既然已經提到了痛風，我想順道談一談預防痛風的方法。痛風是由血液中尿酸濃度過高所引起的關節疼痛；因此，當一個人的尿酸值偏高時，不妨可試試以下**預防痛風**的方法：**每天多喝水直到尿酸數值恢復正常**。只要這麼做，絕大多數人的尿酸值都會下降（按：飲食控制是痛風治療的基礎，仍須避免內臟、魚肉、海鮮、胚芽等）。

飲食3

飯後一杯醋，降血壓又美肌

提到降血壓的食物，我非常建議「醋」。醋的主要成分是醋酸。醋酸對於會使血壓上升的荷爾蒙，具有穩定和抑制的作用。

只是，如果要用醋降血壓，必須天天長期食用。只要一停，血壓又會上升。但是，用醋降血壓真的很簡單。只要做一份醋物或飯後喝一杯醋飲就可以了。因此，每天在飲食當中，請記得一定要攝取醋。

以我個人來說，我會在杯子裡倒入一湯匙的**穀物醋**，再加一點柳橙汁，撒上少許的黑胡椒粉，為自己調製成一杯雞尾酒。不但可口又經濟實惠，建議大家可以試試看。

如果覺得專程做醋物、醋飲很麻煩，也可以**吃水果或鹹梅干**。因為水果、鹹梅干的果酸成分是檸檬酸。檸檬酸只要進入體內，最後都會變成醋酸。另外，如果在各種食物上擠上一點**檸檬水**，除了可以攝取維他命C，還具有降血壓及美肌的作用。

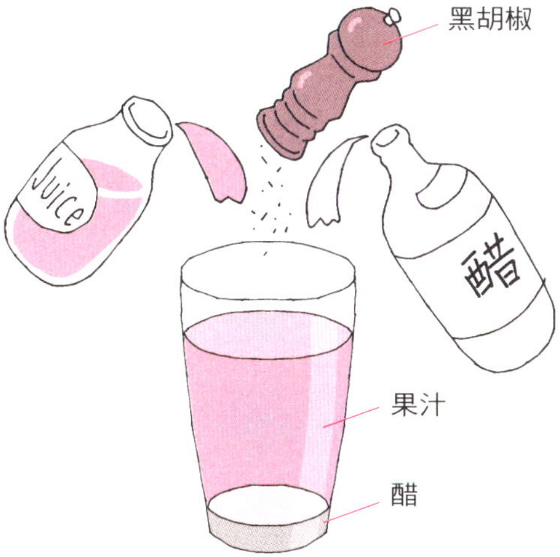

▲特製的穀物醋。

睡眠1

開安眠藥強迫身體睡覺，血壓更降不了

如果經常失眠，血壓的確會上升。因此，要改善高血壓，充足的睡眠是必要條件。首先，請勤做一分鐘降血壓操，讓身體適度疲倦。如果睡前做激烈運動，使身體過於疲累的話，反而會刺激交感神經，不易入睡。但是，我所設計的降血壓操，因為強度不高，所以可有效提升睡眠的品質。

睡眠之所以重要，是因為細胞會在身體進入睡眠狀態時進行修復。上了年紀睡眠變淺、每天五點便醒來，就是細胞修復時間變短的證明。這也是一種**老化現象**。反之，年紀越輕，睡眠時間也就越長。這是因為老舊細胞要分裂成新的細胞，並由新的細胞來取而代之，必須花費較長的時間。

但是，如果你向醫生反映失眠問題，醫生多半不太追究原因，就直接開立安眠藥或睡眠誘導劑（譬如，戀多眠〔Lendormin〕）。然而，失眠是因為身體不需要多做修復，可是我們卻用藥物強迫身體睡覺，反而是本末倒置。

雖然大家常說：「上了年紀，凡事都不要勉強！」但是，我還是希望大家能夠在可行的範圍，盡量讓自己的身體保持在必須修復的狀態（建立良好的睡眠品質）。

睡眠2

躺一下、喝杯水，血壓就會降

人體必須利用睡眠期間來修復細胞。但是，如果從降血壓的觀點來看，就算睡不著也沒關係，只要躺著就有充分的效果。

為什麼呢？因為，心臟是血液的幫浦，讓血液在全身循環。因此，當身體直立時，心臟在對抗地心引力的狀態下，必須用更大的力氣，才能將血液由下往上送回去。但是，當身體平躺時，因為心臟和全身血管的高度一樣，所以不需要費力就可以讓血液循環分布於全身。這代表，**睡覺除了可以讓大腦休息外，也可以減輕心臟的負擔**。當我們覺得身體不舒服或疲勞時，會想「躺一下」，就是這個緣故。而醫生要求患者住院，無非也是要患者躺在床上、好好修復身體。

不過，本來就不易入睡的人，如果掛心於其他的事情，就會更輾轉難眠。但其實，只要躺著血壓就會降低，身體還是可以得到休息。因此，就算無法熟睡也沒有關係。此時，不妨試著放鬆心情，或許就能幫助自己入眠。

另外，水分也可以幫助心臟運作，所以**睡前**不妨**喝一杯水**。如果半夜醒來上洗手間，也可以補充一杯水。

沐浴

洗熱水澡有助血管軟化，但血壓也升高

洗澡對降低血壓有非常好的功效。只要泡個溫水澡，血液循環就會變好。雖然效果不及一分鐘降血壓操，但是因為熱水澡會刺激內皮細胞，所以也能夠促使一氧化氮的分泌旺盛。

不過，洗澡水的溫度對高血壓也有反作用，所以要特別注意。水的溫度不論是高於還是低於攝氏四十度，都會讓身體的自律神經產生極大的變化。如果**水溫高於攝氏四十度**，會刺激交感神經活化，因而使人處在興奮狀態，脈搏數增加，**血壓**當然也會**上升**；反之，如果**水溫低於攝氏四十度**，則可刺激副交感神經，讓人體進入放鬆的狀態，**血壓自然就會下降**。

我自己就會利用洗澡水的溫度來控制自律神經。譬如，面對工作壓力或加班時，我會洗溫度較高的熱水澡。另外，寫稿當中，如果想重新提振精神，我也會沖個熱水澡。反過來說，如果接下來**想睡個覺、讓身體好好休息**，我就會**泡水溫低於攝氏四十度的溫水澡**。

此外，洗澡還有其他好處，能夠擊退流感病毒就是其中之一。因為洗澡會減弱流感病毒的傳染力。流感病毒最大的弱點就是溼度。在**溼度七〇%以上**的環境中，**流感病毒撐不了一小時**。因此，洗澡可以預防感冒。不過，如果房間的溼度在七〇%以上的話，也容易引起發霉。

順便一提，患者得到流感時，現在還是有醫生會給抗生素。但是，抗生素是一種抑制細菌、微生物等發育或繁殖的藥物，對病毒並沒有效用。

為什麼預防流感要戴口罩？

為什麼我們會得流感？在此，我將說明其原因。

流感之所以會在空氣乾燥的季節來勢洶洶，是因為空氣一乾燥，人體喉嚨的防禦機能就會降低，導致細菌和病毒黏附在呼吸道上。

流感病毒無所不在，但是在同一辦公室、同一學校，之所以有人會得到、有人不會被傳染，原因不在病毒是否增加，而是**自己的喉嚨是否太乾燥**。

因此，不論是哪一個季節，容易感冒的人最好多加利用口罩，因為戴口罩可以避免喉嚨過於乾燥。

精油

以芳香療法抑制神經興奮，適度放鬆

因心理因素而導致高血壓的人，建議可用芳香療法（Aromatherapy），讓自己適度放鬆。

提到芳香療法，大家的既定印象是療癒、美容。但是，能夠「直接進入大腦神經」，才是芳香療法最大的效用。

我雖然鑽研醫藥學，但其實世界上並沒有能夠「塗抹」在大腦上的藥。然而，香料植物的成分，卻可透過嗅覺神經來舒緩精神壓力及增進身體健康，因此我的沙龍在二十幾年前就已經開始使用植物精油。

芳香療法具有各種神奇的功效，除了可以治療各種失調之外，還可以提升免疫力，甚至殺死病毒。

那麼，該如何運用芳香療法來對抗高血壓？其實就是**透過精油，影響自律神經，進而抑制神經的興奮，讓血壓降下來**。不過，香味的喜好因人而異，所以我無法建議大家最好用哪種植物精油。

就拿具有放鬆功效且最受歡迎的薰衣草精油來說，有人一聞到它的味道，非但不能放鬆，血壓還會升高。

又譬如，香菸對身體不好，但對從小就聞慣爸爸菸味的人來

推薦精油

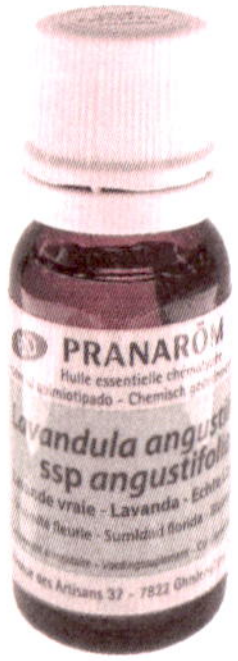

PRANAROM 公司的精油，100% 純天然。因為使用精密機器分析精油成分，同時將資料公諸於大眾，所以皆可安心使用。

純薰衣草精油 lavandula angustifolia 10ml

說，「聞到菸味反而有療癒的效果」、「聞到菸味反而才能放鬆」（按：抽菸有害健康；二手菸將導致嬰兒猝死機率增加）。所以心理作用還是比醫學更勝一籌。醫學芳療和西洋醫學最大的不同就在這一點。

在這裡，我將列舉五種具有放鬆功效的芳香精油。請大家去聞一聞它們的香味，應該就可以找出自己喜歡的味道。接著，再依下頁圖5-2，適度使用即可。

具有放鬆功效的芳香精油

- 薰衣草精油（lavender）。
- 絲柏精油（Cypress）。
- 伊蘭精油（Ylang-Ylang）。
- 橘子精油（Mandarin）。
- 苦橙葉精油（Petitgrain）。

圖 5-2　精油的建議使用方法

1 在手帕或面紙上滴三滴植物精油，放在枕頭旁邊。如果覺得香味太濃烈，可以把手帕或面紙放遠一點。

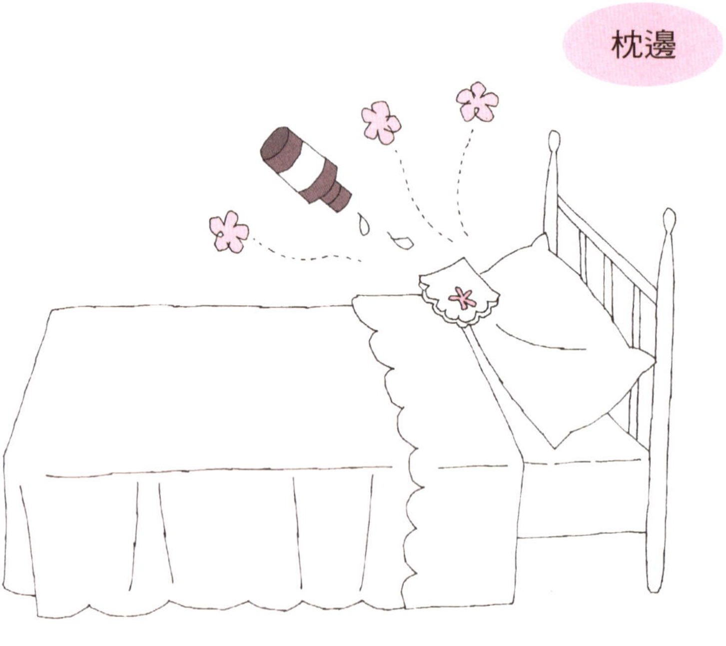

2 在玻璃碗中放入 30g 的精鹽，滴上三滴精油攪一攪，再倒入浴缸中。

泡澡

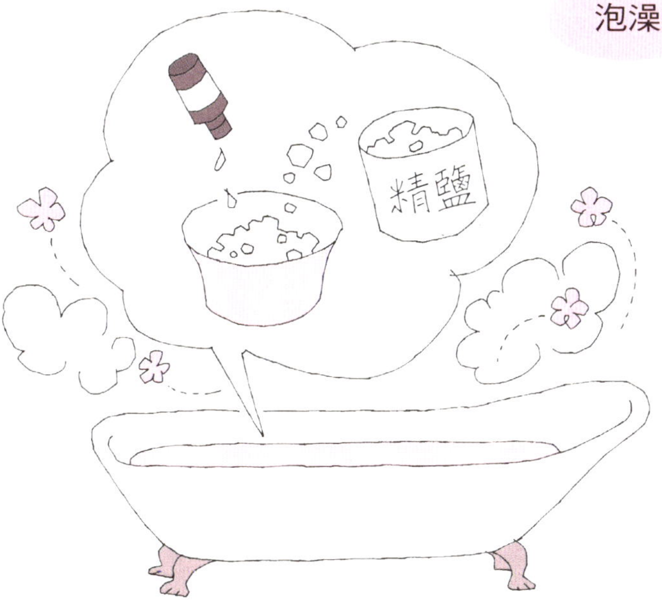

按壓穴道

立即有效！按按穴道、減煩躁

養成降血壓操的運動習慣，目的是為了刺激血管內壁分泌更多的一氧化氮。只要這麼做，就可以讓血管回春，並擁有血壓不易上升的體質。

而按壓穴道，則是可以直接對腦產生作用，具有快速降血壓的效果。

何時做降血壓操、何時按壓穴道最有效？請記住以下兩項原則。

- 由生理因素造成的高血壓，就做**降血壓操**。
- 由心理因素造成的高血壓，就**按壓穴道**。

和降血壓操不同的是，按壓穴道是藉由直接刺激腦部，釋放大量的腦內荷爾蒙來調整自律神經，並誘導血壓至正常值。

我之所以會注意到東方醫學的按壓穴道，是因為在精神狀況不佳、自律神經不穩等方面，西醫尚無有效的具體對策。

直到我接觸了按壓穴道。按壓穴道可以透過末梢神經，來影響自律神經。因此，這二十幾年來，我的沙龍都有提供芳香療法和穴道按壓的服務。

從下頁開始，我將為大家介紹三個降壓穴位。對交際應酬、育兒生活感到疲累或不安的人，都可以做做看，請參考第一七二頁至一七七頁。

具有寧心安神、緩和緊張情緒的功效

內關穴

可啟動副交感神經、
調整血壓的穴道。

穴位在這裡

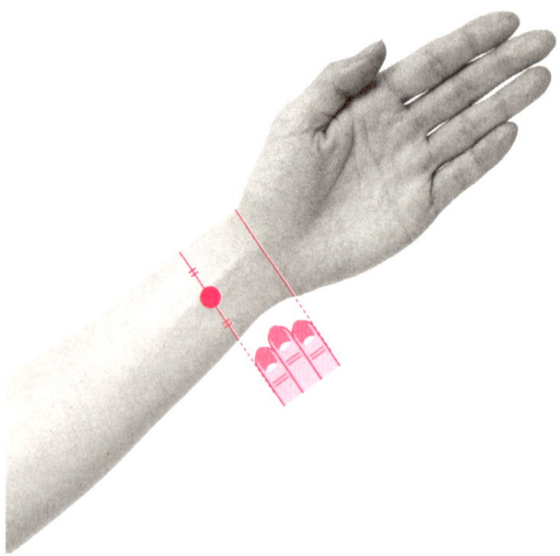

手腕橫紋往上約三指幅寬的位置，在兩條肌腱的中間。

按壓方法

用嘴巴吐氣 5 秒的同時，
拇指朝穴位推壓。

↓

用鼻子吸氣 5 秒，緩緩放
鬆推壓力道。

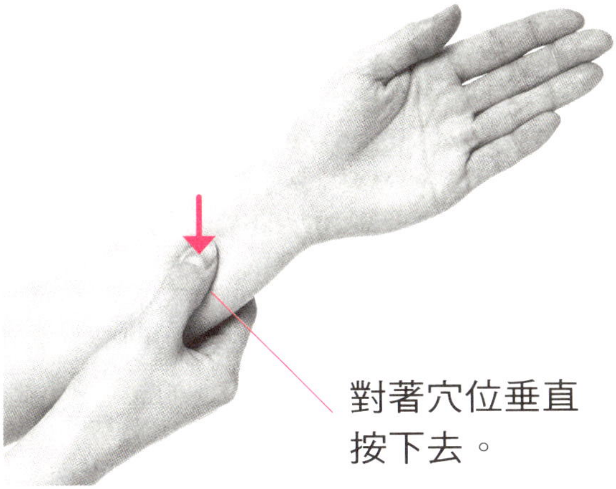

對著穴位垂直
按下去。

用大拇指的指腹對著穴位按下去，按 5 秒。按壓時，先對著穴位垂直按下，然後慢慢增強力道。持續按 5 秒，再慢慢放鬆。左右兩手各做 5 次。

具有緩解疼痛、調節怒氣的功效

合谷穴（虎口）

可抑制疼痛、憤怒，
降低血壓的穴道。

穴位在這裡

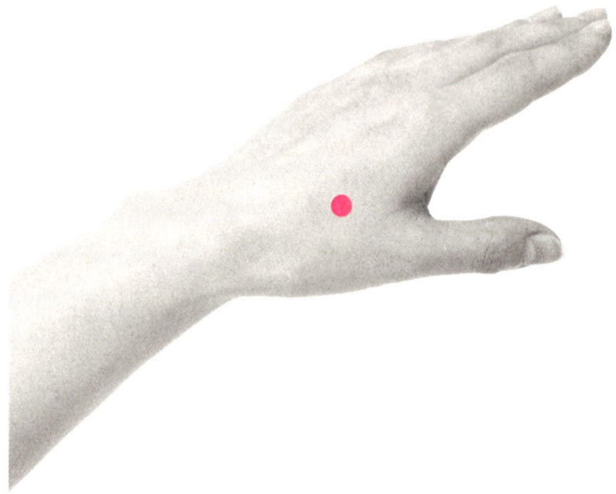

手背朝上，大拇指和食指張開，第一掌骨和第二掌骨交叉之間隙中點處，稍靠近食指側。亦即，大拇指和食指之間的凹陷處。

按壓方法

用嘴巴吐氣 5 秒的同時，
拇指朝穴位推壓。

↓

用鼻子吸氣 5 秒，緩緩放
鬆推壓力道。

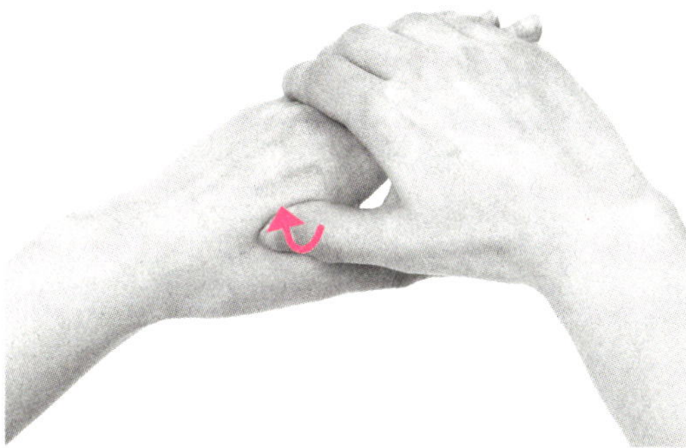

先用拇指按住穴位，然後往食指骨的下方滑動並慢慢加重施力。按壓時要掌握一個重點：在按壓的 5 秒之內，慢慢加強按壓的力道，之後再於 5 秒內慢慢放鬆。左右兩手各做 5 次。

具有舒緩焦躁不安、壓力的功效

勞宮穴

長期心煩氣躁、悶悶不樂時，
可按此穴道。

穴位在這裡

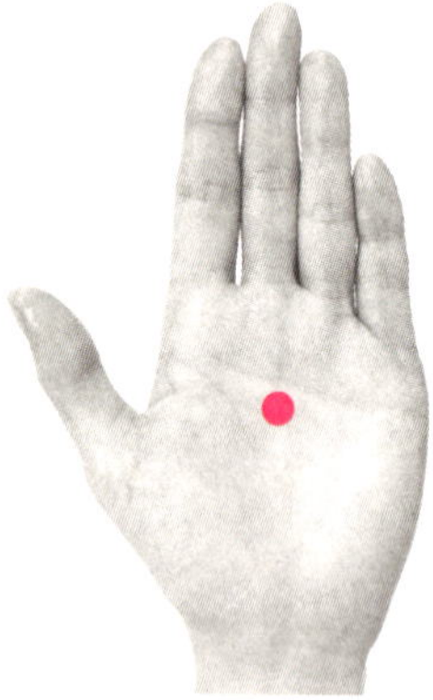

在手掌中央稍微上方
的位置。

尋找方法

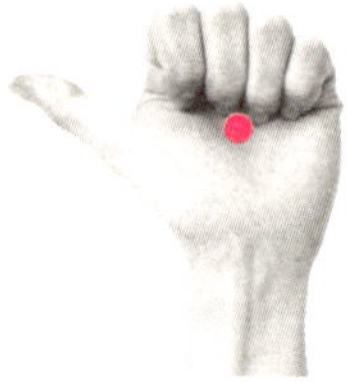

四指向掌心輕握拳，就很容易在中指和無名指中間區塊找到勞宮穴的穴位（即指尖切壓掌心的位置）。

按壓方法

用嘴巴吐氣 5 秒的同時，
拇指朝穴位推壓。

↓

用鼻子吸氣 5 秒，緩
緩放鬆推壓力道。

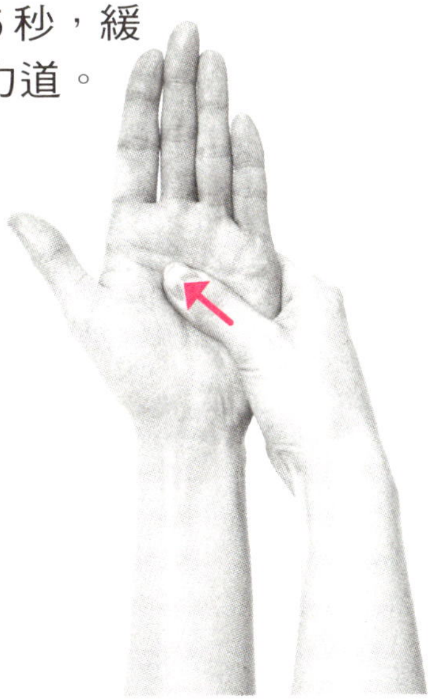

大拇指對準穴位按 5 秒鐘。大拇指對準穴位垂直按下，然後往食指的方向推到最高點。持續按壓 5 秒之後，再於 5 秒內緩緩放鬆。左右兩手各做 5 次。

專欄

你量對血壓了嗎？

● 養成每天量血壓的習慣

因為量血壓是理所當然的，所以只要不緊張，就能準確測量出數值。

● 早上量兩次，晚上量兩次

早上、晚上都要量。這時，如果只量一次，數值可能會有偏頗。因此，建議量兩次，再取平均值。

用慣用的手和非慣用的手量血壓

兩手都要量。一般人慣用右手，所以血壓一般都以右手為準。假設是左撇子，可以量左手。通常右手的手臂，會比左手的手臂粗壯一些，相對來說，血管也會粗一些；而且右手的血管離心臟的主動脈近一些，所以右手量出來的血壓，一般會比左手高一些。初次量血壓的人，可以選擇左右手都量。

如果是腕式血壓計，就選心臟位置會有亮燈的血壓計

臂式血壓計沒問題，但如果是腕式血壓計，測量的高度和心臟的高度有偏差，就很難量出正確的數值（請參考下頁圖5-3）。

圖 5-3　正確量血壓的方式

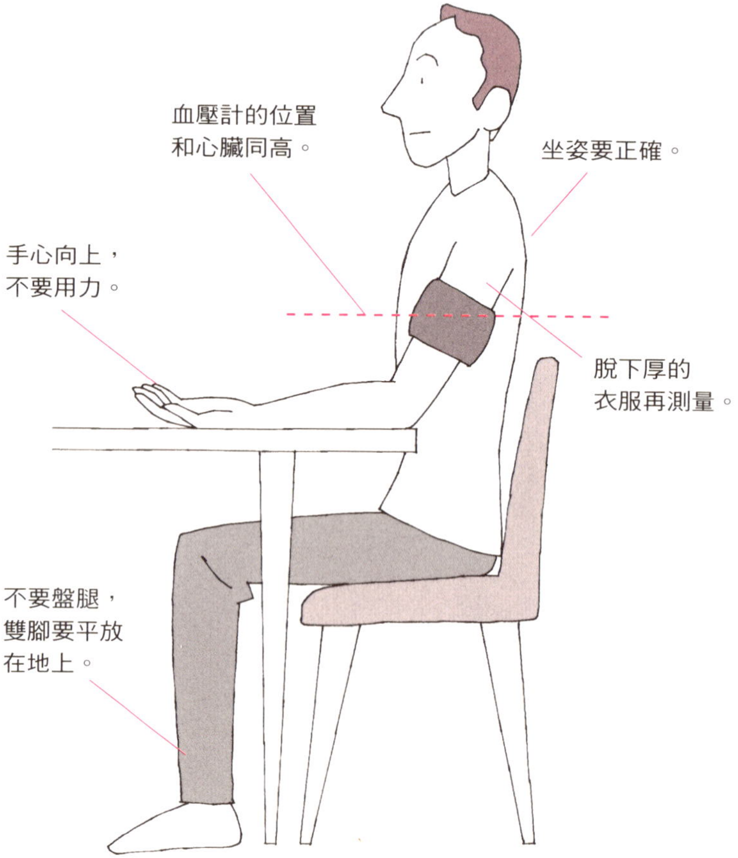
血壓計的位置
和心臟同高。
坐姿要正確。
手心向上，
不要用力。
脫下厚的
衣服再測量。
不要盤腿，
雙腳要平放
在地上。

後記

謝謝各位看完這本書。

我寫這本書的目的，是想告訴大家「不靠藥物、靠自己的力量，也能成功降血壓」。但是，我絕對沒有要各位「不吃藥」的意思。我想傳達的是：「不妨先試試看一分鐘降血壓操，再慢慢減少藥量，或許就可以和吃藥人生說再見。」

這次所介紹的一分鐘降血壓操，要持之以恆並不困難，所以請大家務必養成天天運動的好習慣。切記，讓血管變年輕，就可以輕鬆擺脫藥物。

加藤雅俊

國家圖書館出版品預行編目(CIP)資料

一分鐘降血壓操：日本藥學預防專家實證！躺、趴、坐，10 天提升血管彈性，收縮壓降 50！／加藤雅俊著；劉錦秀譯. -- 二版. -- 臺北市：大是文化有限公司，2025.08
192 面；14.8×21 公分. --（EASY；134）
譯自：1日1分で血圧は下がる！薬も減塩もいらない！
ISBN 978-626-7648-30-8（平裝）

1. CST：高血壓　2. CST：健身操　3. CST：健康法

415.382　　114001876

EASY 134

一分鐘降血壓操

日本藥學預防專家實證！躺、趴、坐，10 天提升血管彈性，收縮壓降 50！

作　　者／加藤雅俊
譯　　者／劉錦秀
責任編輯／陳語曦
副 主 編／馬祥芬
副總編輯／顏惠君
總 編 輯／吳依瑋
發 行 人／徐仲秋
會計部｜主辦會計／許鳳雪、助理／李秀娟
版權部｜經理／郝麗珍、主任／劉宗德
行銷業務部｜業務經理／留婉茹、專員／馬絮盈、助理／連玉
　　　　　　行銷企劃／黃于晴、美術設計／林祐豐
行銷、業務與網路書店總監／林裕安
總 經 理／陳絜吾

出 版 者／大是文化有限公司
　　　　　臺北市衡陽路 7 號 8 樓
　　　　　編輯部電話：（02）23757911
　　　　　購書相關資訊請洽：（02）23757911 分機122
　　　　　24小時讀者服務傳真：（02）23756999
　　　　　讀者服務E-mail：dscsms28@gmail.com
　　　　　郵政劃撥帳號：19983366　戶名：大是文化有限公司

香港發行／豐達出版發行有限公司 Rich Publishing & Distribution Ltd
　　　　　地址：香港柴灣永泰道 70 號柴灣工業城第 2 期 1805 室
　　　　　Unit 1805, Ph. 2, Chai Wan Ind City, 70 Wing Tai Rd, Chai Wan, Hong Kong
　　　　　電話：21726513　傳真：21724355
　　　　　E-mail：cary@subseasy.com.hk

封面設計／林雯瑛
內頁排版／顏麟驊
印　　刷／緯峰印刷股份有限公司

出版日期／2025 年 8 月二版
定　　價／新臺幣 399 元
I S B N／978-626-7648-30-8（缺頁或裝訂錯誤的書，請寄回更換）
電子書ISBN／9786267648285（PDF）
　　　　　　9786267648292（EPUB）